Dr. Madan Kataria
Begründer der Lachclub-Bewegung

Lachen ohne Grund

Eine Erfahrung, die Ihr Leben verändern wird

via nova
Verlag Via Nova

Dr. Madan Kataria
Begründer der Lachclub-Bewegung

Lachen ohne Grund

Eine Erfahrung, die Ihr Leben verändern wird

via nova
Verlag Via Nova

Übersetzung aus dem Englischen:
Ulrike Kraemer

Dieses Buch gibt lediglich allgemeine, nicht zielgerichtete Ratschläge. Es kann daher eine sachgemäße medizinische Behandlung nicht ersetzen. Verfasser und Verlag können keinerlei Verantwortung für Krankheiten übernehmen, die darauf zurückzuführen sind, daß versäumt wurde, medizinischen Rat bei einem Arzt einzuholen.

Erstausgabe: 1999

Fotos:
Dr. Madan Kataria
Gudula Steiner-Junker
Robert W. L. Butt

1. Auflage 2002
Verlag Via Nova, Neißer Straße 9, 36100 Petersberg
Telefon und Fax: (06 61) 6 29 73
E-Mail: info@verlag-vianova.de
Internet:
www.verlag-vianova.de
www.transpersonal.com

Satz: typo-service kliem, 97647 Neustädtles
Druck und Verarbeitung: Rindt-Druck, 36037 Fulda

ISBN 3-928632-93-0

Die Welt wird lachen, wie sie noch nie zuvor gelacht hat

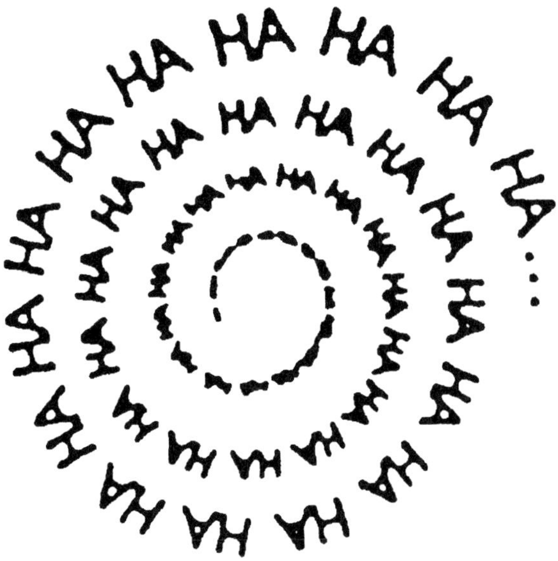

Lachen hat keine Sprache, kennt keine Grenzen, unterscheidet nicht zwischen Kaste, Konfession und Hautfarbe. Es ist ein machtvolles Gefühl, das alle Zutaten besitzt, um die Welt zu vereinigen.

Mission: Weltfrieden durch Lachen

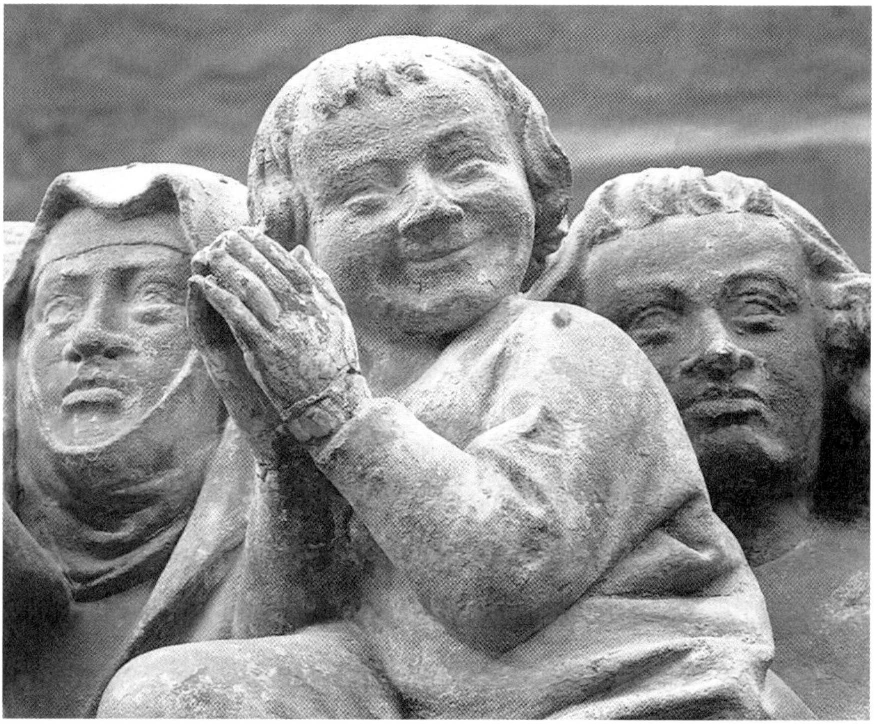

Inhaltsverzeichnis

Vorwort

Die Idee, einen Lachclub ins Leben zu rufen, kam mir ganz plötzlich, als ich für ein Gesundheitsmagazin, dessen Herausgeber ich war, einen Artikel zum Thema „Lachen ist die beste Medizin“ schrieb. Am 13. März 1995 wurde in einem öffentlichen Park von Mumbai (Bombay) in Indien der erste Lachclub mit nur fünf Leuten gegründet, und heute, sechs Jahre später, ist er zu einer weltweiten Lachbewegung angewachsen. Dieses kleine Samenkorn ist zu einer großen „lachenden Familie“ von mehr als 800 Clubs weltweit in Ländern wie Indien, den U.S.A., Australien, Deutschland, Schweden, Norwegen, Dänemark, Italien, Singapur und Dubai erblüht. Das große Interesse, das die Menschen auf der ganzen Welt zeigen, läßt für mich kaum einen Zweifel daran, daß diese Lachbewegung eine Göttliche Weisheit ist, und ich bin glücklich, daß sie sich durch mich manifestiert hat.

Ich muß zugeben, daß ich keinen besonders ausgeprägten Sinn für Humor habe. Weder bin ich ein Komiker, noch kann ich tolle Witze erzählen. Ich bin kein Experte für Yoga, und auch in den *Veden*, den *Upanishaden* und der *Bhagavad Gita* bin ich nicht sonderlich bewandert. Ich bin nur ein Arzt, der aus einer großen Bauernfamilie stammt, aus einem kleinen Dorf mit nicht mehr als fünfhundert Einwohnern. Ich habe meine Kindheit bei ländlichen, unschuldigen und hart arbeitenden Menschen verbracht. Meine Erfahrung mit den Menschen aus dem Dorf hat mich gelehrt, daß Lachen einem in Leichtigkeit und Fülle zuteil werden kann, wenn man ein kindliches Herz voller Liebe und Unschuld besitzt. Die Menschen in den Großstädten versuchen, ihr Lachen zu unterdrücken, weil ihr gutes Aussehen ihnen wichtiger ist, und sie verwehren sich selbst die vielfältigen Segnungen, die dieses wunderbare Geschenk Gottes, die Fähigkeit zu lachen, ihnen bringt.

Dieses Buch möchte all jenen als Informationsquelle dienen, die gern mehr über das Konzept der Lachclubs wissen möchten: wie sie begannen und was sie erreichen wollen, was ihre Programme und Verfahren, ihre Ziele und Objekte, ihre Hoffnungen und Bestrebungen sind. Viele Menschen haben liebenswerte Dinge über mich gesagt. Obwohl ich ihnen sehr dankbar bin, muß ich erwähnen, daß dies von Anfang an eine gemeinschaftliche Anstrengung von Lachclub-Mitgliedern auf der ganzen Welt war. Es ist nicht falsch, wenn man sagt, daß jedes Mitglied jedes einzelnen Lachclubs auf die eine oder andere Art und Weise zum Wachstum der Lachclubs beigetragen hat. Meine Rolle bestand lediglich darin, dieses Wachstum zu erleichtern.

Als wir die Lachclubs gründeten, hatten sie den Zweck, Lachübungen, die auf der Technik der Yoga-Atmung basierten, mit Dehntechniken zu verbinden, um auf diese Weise allen Menschen die Segnungen des Lachens frei und kostenlos zugänglich zu machen. Vor ungefähr drei Jahren haben wir eine neue Bedeutung des Lachens gefunden. Lachen ist nicht nur Vergnügen und Unterhaltung, und es besteht auch nicht nur aus Kichern und Glucksen. Das Lachen muß unmittelbar aus deiner Seele kommen. Man kann das Lachen aus der Seele nur dann erfahren, wenn das Herz rein und voll von Liebe, Freundlichkeit und Mitgefühl ist. Das Lachen gewinnt eine größere Bedeutung, wenn es nicht nur einen selbst, sondern auch andere glücklich machen soll. In den Lachclubs nennt man dies den „Geist des Lachens“.

Durch diese schöne Plattform der Lachclubs wollen wir alle versuchen, unsere Einstellung zu ändern, so daß wir in Frieden und Harmonie leben können. Und es wird nicht lange dauern, bis der Slogan „Weltfrieden durch Lachen“ zur Realität wird. Ich glaube fest daran, daß wir unsere Reise hin zu einer „vereinten Welt“ bereits begonnen haben, einer Welt, in der jedes lebendige Wesen der Welt angehört, die LACHEN ist.

Dr. Madan Kataria
A-1 Denzil, 3rd Cross Road, Lokhandwala Complex
Andheri (W), Mumbai – 400 053, INDIEN
Tel.: 022 – 631 6426
Fax: 022 – 632 4293
E-Mail: laugh@vsnl.com
Website: www.laughteryoga.com

Danksagungen

Es begann mit nur fünf Personen am 13. März 1995. Mittlerweile sind es sechzig Lachclubs allein in Mumbai und mehr als dreihundert in ganz Indien. Viele hundert Artikel sind in allen renommierten Zeitschriften der Welt erschienen, die Geschichte der Lachclubs wurde in vielen Fernsehsendungen vorgestellt, und aus der ganzen Welt erreichen uns viele tausend Anfragen nach neuen Lachclubs – all dies deutet darauf hin, daß diese Clubs in der Tat kein Scherz sind. Das habe ich sicherlich nicht ganz allein vollbracht, denn solche Fähigkeiten besitze ich nicht. Ich möchte mich vor der Göttlichen Kraft verneigen, die beschlossen hat, sich durch mich zu manifestieren. Obwohl ich das Konzept der Lachclubs entwickelt habe, hat die Lachbewegung ihre jetzige Größe und ihr jetziges Format durch die unermüdlichen Anstrengungen der folgenden Menschen erreicht, denen ich hiermit meine Liebe und meine Dankbarkeit zum Ausdruck bringen möchte:

Zunächst und vor allem meiner liebenden Frau Madhuri, die ihr Leben dieser Sache geweiht hat. Ein weiterer „Lachologe", der Applaus verdient hat, ist P. T. Hinduja. Er verstand die Kraft hinter dem Lachen und arbeitete selbst im Alter von 75 Jahren noch unermüdlich für diese Sache. Er hat mich bei vielen hundert öffentlichen Vorführungen, Gesprächen und Seminaren zum Thema Lachen unterstützt. Während wir unterwegs waren, haben wir oft über verschiedene Entwicklungen der Lachbewegung diskutiert. In *Your Own Doctor*[1] hat er Artikel über das Lachen und den Geist des Lachens geschrieben. Er war Augenzeuge all jener Ereignisse, die stattfanden, damit der Traum, diesen Planeten zu einem „Zufluchtsort des Lachens" zu machen, wahr werden konnte.

---

1 *Your Own Doctor* ist eine Informationszeitschrift, die von Dr. Kataria herausgegeben wurde. Sie ist nicht mehr erhältlich.

Auch den Beitrag von J. K. Kapur, dem Vizepräsidenten des Laughter Club International, möchte ich nicht vergessen. Gemeinsam mit dem jungen, dynamischen Mohit Kapoor vom Worli Laughter Club half er mit, meinen Traum wahr werden zu lassen. Als ich darum kämpfte, eine geeignete Plattform zu schaffen, riefen sie den „Laughter Club International" ins Leben und organisierten zwei große Veranstaltungen: den Weltlachtag und den Lachkongreß, bei denen die ganze Welt vor Lachen erbebte.

Ich möchte den Moderatoren vieler Lachclubs danken, die unglaublich große Anstrengungen unternommen haben, um diese Botschaft in der ganzen Welt zu verbreiten. Zu ihnen gehören B.P. Hirani, Kamini Bathija (Joggers Park Bandra), G.P. Shethia, Manubhai Turakhia, J.C. Jain (Shivaji Park), Jeet Hans (Juhu Garden), Jagdish Mehra (Muktanand Park), S. N. Putatunda, eine ganze Gruppe Freiwilliger aus dem Worli Laughter Club, Devendra Jaawre, Harish Puri (Nasik), L. N. Daga (Kalkutta), S. K. Shrivastava (Nagpur), Dr. Mukund Mehta und A. P. Kumar (Ahmedabad), Shirin Punjwani (Hydrabad), Bhanu Bhandari (Ahmednagar), Suresh Rathi (Jodhpur), Pranita Talesra und Sunderlal Dak (Udaipur), Jasveen Anand (Kota), P.C. Sancoalcar (Goa).

Besonders großen Dank schulde ich Steve Wilson, einem Psychologen und Amerikas bekanntem Freudeforscher, der als erster Mensch das Potential des Lachens erkannte. Er landete in Mumbai und stellte die Lachclub-Bewegung sofort auf eine weltweite Plattform. Wie ich, so möchte auch er, daß die Menschen auf der ganzen Welt lachen und daß sie lachend sterben. Er hat die Vision, daß weltweites Glück möglich ist. Sein Motto ist großartig: „Denke global, lache lokal." Mein besonderer Dank geht an Pam Wilson, die uns bei der Organisation der World Laughter Tour half, die im Mai 1999 in den U.S.A. begann. Dank an Karyn Buxman, daß sie der Lachbewegung beigetreten ist. Vielen Dank an Nari Motwani (New York), Arya Patharia (Kalifornien) und Mr Gidwaney (Chicago) für ihre Hilfe bei der Vernetzung der Liebhaber des Lachens in den U.S.A. Vielen Dank auch an euch, liebe Francisca Munk und liebe Heidi (Norwegen), für all eure Hilfe und Ermutigung.

1. Kapitel
Das neue Konzept des Lach-Yoga

Wissenschaftlern zufolge ist Lachen gut für Körper und Geist

In den letzten zwanzig Jahren wurden weltweit umfassende Forschungen durchgeführt, die beweisen, daß Lachen eine positive Auswirkung auf verschiedene Systeme des Körpers hat. Lachen trägt dazu bei, die negativen Auswirkungen von Streß zu beseitigen, der heute an erster Stelle der Todesursachen steht. Bei Krankheiten wie Bluthochdruck, Herzleiden, Angst, Depressionen, häufigem Husten und Erkältungen, Magengeschwüren, Schlaflosigkeit, Allergien, Asthma, Menstruationsproblemen, Spannungskopfschmerzen, Magenverstimmungen und sogar Krebs besteht in mehr als 70 Prozent aller Fälle ein Zusammenhang mit Streß. Es wurde außerdem zweifelsfrei nachgewiesen, daß Lachen zu einer Stärkung unseres Immunsystems beiträgt, das der Hauptschlüssel für eine dauerhaft gute Gesundheit ist.

Die Menschen haben das Lachen vergessen

Wissenschaftler sind davon überzeugt, daß Lachen sowohl einen präventiven als auch einen therapeutischen Wert hat. Aber wo ist in der heutigen Zeit das Lachen geblieben? Es scheint, daß die Menschen das Lachen vergessen haben. Einer Studie des deutschen Psychologen Dr. Michael Titze zufolge „haben die Menschen in den 50er Jahren 18 Minuten am Tag gelacht. Heute lachen wir nicht mehr als sechs Minuten am Tag, obwohl der Lebensstandard enorm gestiegen ist".

Kinder können bis zu 300mal oder 400mal am Tag lachen. Wenn wir jedoch erwachsen werden, dann verringert sich diese Zahl auf nur 15mal am Tag. Durch diese übergroße Ernsthaftigkeit wird auch unser Sinn für Humor krank. Die Dinge, über die wir vor 30 Jahren herzhaft gelacht haben, rufen heute noch nicht einmal mehr das leiseste Lächeln hervor.

Der fehlende Sinn für Humor

Heutzutage können wir uns nicht auf den Sinn für Humor verlassen, um andere Menschen zum Lachen zu bringen, denn Humor ist ein äußerst geistiges und intelligentes Phänomen. Nicht jeder hat Sinn für Humor. Nicht jeder kann Witze erzählen und sie auch voll und ganz verstehen. Es ist wahr, daß man einen Sinn für Humor haben muß, um lachen zu können, aber es ist auch wahr, daß nur sehr wenige Menschen einen Sinn für Humor haben. Das bedeutet, daß die Mehrheit der Menschen nicht lachen kann, weil ihnen der Sinn für Humor fehlt.

Wie man lacht, und wer einen zum Lachen bringt

Über Witze kann man nicht jeden Tag lachen, und Sinn für Humor ist nicht jedermanns Sache. Die große Frage ist also: Wie lacht man, und wer bringt einen zum Lachen? Hier kommt der Durchbruch! Dr. Madan Kataria, ein in Mumbai (Indien) lebender Arzt, hat erstmals die auf Yoga beruhende neue Technik des Lachens in der Gruppe entwickelt (*Hasya-Yoga*), bei der man nicht denken muß. Jeder kann täglich am Lachen in der Gruppe teilnehmen, ohne dabei auf Witze angewiesen zu sein. Jede Lachsitzung beginnt mit tiefer Atmung und der Ho-Ho-Ha-Ha-Übung. Darauf folgen viele anregende Lachübungen, wie das herzliche Lachen, das stille Lachen, das gemäßigte Lachen, das Löwen-Lachen, das aufschwingende Lachen, das Ein-Meter-Lachen, das Cocktail-Lachen, das aufsteigende Lachen und viele weitere Formen des Lachens.

Es ist nicht schwierig, ohne Grund zu lachen

Vorsätzlich herbeigeführtes, angeregtes Lachen kann ganz leicht in echtes Lachen verwandelt werden, wenn es in der Gruppe geübt wird. Lachen ist ansteckend, Lachen ist übertragbar, und es breitet sich aus, wenn du in der Gruppe lachst und dabei den Blickkontakt zu den anderen Teilnehmern aufrechterhältst. Als wir noch Kinder waren, haben wir alle ohne Grund gelacht. Kinder können grundlos lachen, denn sie haben nur sehr wenig Hemmungen. Die wahre Essenz des grundlosen Lachens besteht darin, daß du deinen kindlichen Geist und deine spielerische Einstellung wieder neu entdeckst. Wenn du das kannst, dann wird das Lachen problemlos zu dir kommen.

Durch das Lachen einen Sinn für Humor entwickeln

Wenn der Sinn für Humor zum Lachen führt, dann gilt das umgekehrt genauso. Wenn du versuchst, in einer Gruppe ohne Grund zu lachen, dann verschwinden deine Hemmungen, und dein Sinn für Humor beginnt zu fließen. Genau das ist der Durchbruch, den wir in unseren Lachclubs erzielt haben. Durch das Lachen finden wir unseren Sinn für Humor.

Sinn für Humor ist die Fähigkeit eines Einzelnen, eine gegebene Situation in einer lustigeren und humorvolleren Weise wahrzunehmen, in Beziehung zu setzen und zu erfahren. Sinn für Humor ist nicht angeboren. Er ist vielmehr eine Fähigkeit, die durch Übung erworben werden kann. Ein Geschenk, das Gott uns allen gegeben hat, ist ein enorm großes Lachpotential. Ein Kind kann 300–400mal am Tag lachen. Das Kind lacht nicht, weil es Sinn für Humor hat, sondern weil es in der Natur des Kindes liegt, fröhlich zu sein. Wenn das Kind heranwächst und einer immer größeren Fülle an Informationen ausgesetzt wird, dann beginnt sein Lachen sich unter Schichten von Ernsthaftigkeit, Selbstkontrolle, Verantwortung, Angst und Unsicherheit zu verlieren. Das führt dazu, daß eine gewöhnliche Situation, die das Kind zuvor erstaunte und amüsierte, nun kein gutes Gefühl mehr hervorruft.

Um einen Sinn für Humor entwickeln zu können, muß man die Schichten der Hemmungen und geistigen Blockaden wieder beseitigen, die durch die Eltern, die Gesellschaft und einen selbst geschaffen wurden. Wenn diese Schranken aus dem Weg geräumt sind, dann entfaltet sich unser unendliches Lachpotential automatisch, und der Sinn für Humor beginnt zu fließen. Einem Menschen mit sehr vielen Hemmungen beizubringen, wie man Sinn für Humor entwickelt, das läßt sich mit einem Abflußrohr vergleichen, das man spülen muß, weil es mit Geröll verstopft ist. Wenn die Blockade einmal beseitigt ist, beginnt das Wasser zu fließen. Genau das ist in den Lachclubs geschehen. Und das ist der Grund, warum wir in einem Land wie Indien, wo die Menschen kaum einmal lachen oder lächeln, so viel Erfolg damit haben, viele tausend Menschen zum Lachen zu bringen. Dieselben Menschen, die nie lächelten, erzählen nun selbst Witze und können sie auch mehr genießen als früher. Sie sind kreativ und spielerisch geworden. Hier wurde niemandem beigebracht, zuerst Sinn für Humor zu entwickeln und dann zu lachen. Wir alle haben gelacht und gelacht, ohne Grund und ohne die Zuhilfenahme von Logik. Deshalb ist es nicht immer der Sinn für Humor, der zum Lachen führt. Das Lachen kann dir aber dabei helfen, einen Sinn für Humor zu entwickeln. Humor und Lachen sind eine Einheit, und das eine fließt in das andere ein.

Indem wir uns freiwillig bereit erklären, in einer Gruppe zu lachen, bereiten wir den Boden dafür, daß der Sinn für Humor fließen kann. Wenn wir, du und ich, also keinen Sinn für Humor haben, dann sollten wir uns deshalb keine Sorgen machen. Lache einfach drauflos, und dein Sinn für Humor wird zu fließen beginnen. Lachclubs sind die ideale Plattform für diesen Weg, sich „dumm und dämlich“ zu lachen, denn hier muß niemand Angst haben, daß er sich lächerlich macht.

Die Philosophie des „Tu so, als ob“, bis du es schaffst

In der medizinischen Forschung gibt es genügend Daten, die beweisen, daß dein Körper auch dann Glückshormone produziert, wenn du nur so tust, als würdest du lachen oder als wärest du glücklich. Ob wir nun spontan über einen Witz oder eine Situation lachen, oder ob wir das Lachen (absichtlich) als eine Art Übung betreiben: Dem Prinzip der neurolinguistischen Programmierung (NLP) zufolge kann unser

Körper nicht unterscheiden, ob wir denken, daß wir etwas tun, oder ob wir es tatsächlich tun. Was immer also die Quelle unseres Lachens ist, die physiologischen Veränderungen, die es in unserem Körper hervorruft, sind dieselben. Viele Schauspieler und Schauspielerinnen auf der ganzen Welt haben die Auswirkungen vorgetäuschter Gefühle zu spüren bekommen. Häufig sind sie krank geworden, nachdem sie eine traurige Rolle gespielt hatten. Wenn das schauspielernde Darstellen von Traurigkeit krank machen kann, dann ist dies ein klarer Hinweis darauf, daß das Schauspielern von Glück gesund machen kann. Die Idee der Lachclubs basiert auf dieser Philosophie des geschauspielerten Glücks. Es gibt noch eine weitere Theorie, die man als „Bewegung erschafft Gefühle“ bezeichnen kann. Wenn du deinen Körper in einen Zustand des Glücks versetzt, dann wird der Geist dem Körper folgen.

Der Faktor der Bereitschaft

Der wichtigste Faktor im Lachclub ist die Bereitschaft zu lachen. Die Mitglieder der Lachclubs lachen freiwillig, mit vollem Engagement und voller Bereitschaft. Wenn du nicht lachen willst, dann kann niemand auf dieser Welt dich dazu bringen. Wenn du andererseits jedoch bereit bist zu lachen und dir selbst die Erlaubnis dazu erteilst, dann kann niemand dich davon abhalten. Du brauchst noch nicht einmal einen Grund, um zu lachen.

Lach-Yoga aktiviert die Lachmuskulatur

Die Yoga-Lach-Übung ist kein Ersatz für das spontane Lachen, das uns während des Tages begegnet. Sie hilft uns in der Tat sogar dabei, unsere Fähigkeit zu verbessern, während des Tages zu lachen. Einer anderen Studie zufolge reagieren die Lachmuskeln, wenn man sie regelmäßig dehnt, spontaner auf alles, was lustig ist. Lachübungen in der Gruppe helfen den Mitgliedern, ihre Hemmungen abzulegen, was sie dazu befähigt, häufiger zu lachen.

Die Verbindung zwischen Lachen und Yoga

Eine typische Lachsitzung ist eine Mischung aus tiefer Yoga-Atmung, Dehn- und Lachübungen. Außerdem wollen wir die kindliche Verspieltheit fördern. Das gesamte Konzept der Lachübungen in der Gruppe basiert auf Yoga, und weil Körper, Verstand und Geist miteinander verbunden sind, entsteht im Körper ein einzigartiges physiologisches Gleichgewicht. Angeregte Lachübungen werden mit tiefer Atmung kombiniert, die ein wichtiger Bestandteil des Yoga ist. Durch die rhythmische Bewegung des Zwerchfells und der Unterleibsmuskulatur bewirkt die tiefe Atmung, daß der beruhigende Zweig unseres Nervensystems (das parasympathische System) angeregt wird. Außerdem trägt sie dazu bei, den Sauerstoffgehalt zu erhöhen, den wichtigsten Bestandteil unseres Stoffwechsels. Durch die Wirkungsweise des Yoga-Lachens wird unser Verdauungstrakt stetig massiert, und alle inneren Organe werden besser mit Blut versorgt. Lachen regt den Blutkreislauf an, wodurch Nährstoffe besser in alle Teile des Körpers transportiert werden, und es stärkt unsere Atmungsorgane, die den Körper mit Sauerstoff versorgen.

Die Entfaltung eines unendlichen Potentials durch Lachen

Das menschliche Gehirn besteht aus einer linken und einer rechten Hälfte. Die linke Seite des Gehirns ist der analytische, logische und berechnende Teil, der auch unsere Lernfähigkeit beherbergt. Die Fähigkeiten der linken Seite sind begrenzt. Über ein bestimmtes Maß hinaus kann man nicht lernen. Die rechte Seite des Gehirns befaßt sich mit Intuition, Vorstellungskraft, Erfindung, Musik, Kunst, Kreativität, Meditation und Heilung. Das Potential der rechten Gehirnhälfte ist unbegrenzt. Eine der einfachsten Methoden zur Stimulierung der rechten Gehirnhälfte ist Verspieltheit. Verspieltheit fördert Kreativität und Phantasie. Durch Verspieltheit gelangen die unbegrenzten Möglichkeiten unseres Wesens zur Entfaltung. Fast alle haben wir jedoch das Problem, daß wir nicht jederzeit und mit jedem spielerisch umgehen können. Daher ist der Lachclub eine ideale Plattform, der uns die Gelegenheit bietet, in einer Gruppe spielerisch mit anderen Menschen umzugehen, ohne daß ein Gefühl der Verlegenheit entsteht.

Das Lachen gewinnt neue Dimensionen

Die meisten Menschen glauben, daß Lachen nur dem Vergnügen und der Unterhaltung dient, so daß man sich entspannt fühlen kann. Lachen ist aber nicht nur ein körperliches Phänomen. Es ergibt keinen Sinn, wenn ein Lachclub-Mitglied morgens in seinem Lachclub sehr viel lacht, aber zu Hause dann den ganzen Tag lang seine Frau anschreit. Daher sollte man nicht nur für sich selbst lachen. Jedes Mitglied eines Lachclubs hat auch die Verantwortung, andere Menschen glücklich zu machen. Das Lachen sollte sich im Verhalten und der Einstellung anderen gegenüber widerspiegeln. Die Mitglieder von Lachclubs lachen nicht nur, sie führen auch ein bewußtes und sinnvolles Leben. In Gruppendiskussionen identifizieren wir alle negativen Faktoren, die uns am Lachen hindern. Zorn, Angst, Schuld und Eifersucht sind zum Beispiel einige der negativen Emotionen, die negative Gefühle in uns hervorrufen. In einer gemeinsamen Anstrengung versuchen wir, positive Gefühle wie Liebe, Anerkennung, Freundlichkeit, Vergebung und Freude zu fördern. Das Motto der Lachclub-Mitglieder ist, nicht nur sich selbst, sondern auch andere Menschen glücklich zu machen. Dies bezeichnen wir als den „Geist des Lachens". Durch die Anstrengung einer Gruppe kann der innere Geist des Lachens mühelos zutage treten. Als Gruppe inspirieren und motivieren die Mitglieder der Lachclubs sich gegenseitig. Wir kennen so viele gute Dinge im Leben, aber es mangelt uns an der Motivation, sie auch umzusetzen. In einer Gruppe ist dies viel leichter möglich.

Befreie dein Lachen von Gründen

Normalerweise suchen wir nach einem Grund, um zu lachen, aber bedingt durch den Streß und die Belastungen des modernen Lebens gibt es in der heutigen Zeit nur noch ganz wenige Dinge, die uns zum Lachen bringen, dafür aber viele hundert Dinge, über die wir die Stirn runzeln, schreien und weinen. Wie das Lachen, so ist auch das Glück von etwas abhängig geworden. Unser Glück hängt von so vielen Voraussetzungen ab. Unser Glück und unser Lachen sind von materiellem Erfolg und persönlichen Leistungen abhängig geworden. Lachen ist ein

Ausdruck von Glück. Wenn wir lernen können, bedingungslos zu lachen, dann wird auch unser Glück nicht mehr an Bedingungen gebunden sein. Befreie deshalb dein Lachen und dein Glück von Gründen, indem du Mitglied eines Lachclubs wirst. Dadurch wirst du fortwährende Freude erlangen.

Weisheit manifestiert sich in einer Gruppe

Wir besitzen eine Fülle an östlicher und westlicher Weisheit, die uns, wenn sie praktiziert wird, dabei helfen kann, ein glückliches und glückseliges Leben zu führen. Man lernt vielleicht etwas über das Schwimmen, wenn man ein paar Bücher darüber liest, aber all das ist nichts wert, wenn man nicht ins Wasser geht und zu schwimmen beginnt. Dies ist das Problem, das die meisten von uns haben: Das Wissen über so viele gute Dinge im Leben manifestiert sich nicht, weil die Motivation fehlt. Wir kennen die Theorie, aber wir setzen sie nicht in die Praxis um. Der Erfolg der Lachclubs ist einer Gruppenanstrengung zuzuschreiben. Wir kennen so viele gute Dinge im Leben, aber es mangelt uns an der Motivation, sie auch zu umzusetzen. Wenn wir es jedoch in einer Gruppe tun, dann wird es viel leichter. Niemand hätte gedacht, daß man ohne Witze lachen kann. Es wurde erst möglich, als wir alle es wagten, das Lachen als ein Bemühen der Gruppe auszuprobieren. In einer Gruppe ist die Ebene der Motivation sehr hoch. Du mußt es nicht tun, sondern es geschieht einfach. Du wirst es tun, weil andere es tun. Wenn wir zusammen lachen können, dann können wir auch sinnvoll und bewußt zusammenleben.

Lachen ist „anwenderfreundlich" und für alle geeignet

Die Lachübung ist kurz und schön, und sie kann problemlos in bestehende Fitneßprogramme integriert werden. Sie ist eine wertvolle Ergänzung für Yogagruppen, Aerobiczentren, Meditationszentren, Gesundheitsclubs, Sport- und Spaßaktivitäten. Du mußt dir für das Lachen noch nicht einmal extra Zeit nehmen. Die einzige Bedingung ist, daß es, wenn möglich, in einer Gruppe und täglich geübt werden sollte. Am wichtigsten ist, daß es nicht von äußeren Faktoren abhängig ist, sondern von deinen eigenen inneren Ressourcen. Wann und wo immer die Gruppe es möchte, kann sie lachen und die Segnungen des Lachens genießen. Wenn du berufstätig bist, wird das Lachen in der Gruppe dir zu sofortiger Entspannung verhelfen und dein Wohlbefinden erhöhen, so daß du während des Tages leistungsfähiger bist. Wenn du der Typ Mensch bist, der gesellschaftlichen Umgang braucht, der gesellschaftliche Kontakte ausweiten und Teil einer unterstützenden Gruppe werden möchte, dann ist die Gruppe für dich eine gesellschaftliche Medizin. Für Menschen im Ruhestand und für ältere Menschen ist diese Form ideal. Wenn du ein Mensch bist, der über intelligente Selbstbeobachtung und eine Neigung zur Spiritualität verfügt, dann findest du im Lachen ein großes Maß an Philosophie. Durch Lachen kannst du die Kunst des Lebens erlernen. Kurz gesagt, das Konzept der Lachclubs bietet für jeden etwas, um daraus zu lernen und einen Nutzen daraus zu ziehen.

Weltfrieden: Das Mantra für das neue Jahrtausend

In der Welt findet Krieg statt, weil wir in uns selbst Krieg führen. Wenn wir in unserem Inneren Frieden schaffen können, dann wird es auch in der äußeren Welt Frieden geben. Wenn wir in unserem Inneren Frieden schaffen können, indem wir das Yoga-Lachen üben und ein bewußtes und sinnvolles Leben führen, und wenn die Lachclubs sich über die ganze Welt ausbreiten, dann wird es auf diesem Planeten immerwährenden Frieden geben.

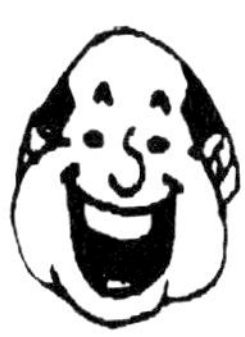

2. Kapitel
Warum ist es so wichtig, daß wir in der heutigen Zeit mehr lachen?

Das Leben in der heutigen Zeit ist sehr stressig, und streßbedingte Krankheiten sind auf dem Vormarsch. Mehr als 70 % der Krankheiten stehen in irgendeiner Form in Zusammenhang mit Streß. Bluthochdruck, Herzleiden, Angst, Depressionen, häufige Husten- und Erkältungskrankheiten, Nervenzusammenbrüche, Magengeschwüre, Schlaflosigkeit, Allergien, Asthma, Reizdarm, Kolitis, Störungen der Menstruation, Migräne und sogar Krebs stehen mit Streß in Verbindung. Um ihm zu entkommen, flüchten die Menschen sich in Alkohol, Zigaretten und Drogen. Wenn du an einem oder mehreren der folgenden Symptome leidest, dann bist du wahrscheinlich dabei, eine oder mehrere der oben genannten Krankheiten zu entwickeln.

- Stechende Schmerzen im Genick
- Häufige Kopfschmerzen mit empfindlichen Schläfen
- Lethargie und ständige Müdigkeit
- Häufiger Husten und häufige Erkältungen
- Magenkrämpfe
- Übelkeit und Verdauungsstörungen
- Reizdarm oder Verstopfung
- Muskelverspannungen mit Rückenschmerzen und Nackenschmerzen
- Veränderte Schlafmuster, z. B. Einschlafprobleme, frühes Aufwachen
- Kurzatmigkeit, Schwindelanfälle, Benommenheit
- Vermehrtes/Vermindertes Essen
- Vermehrtes Rauchen oder Trinken
- Verlust des Sexualtriebs

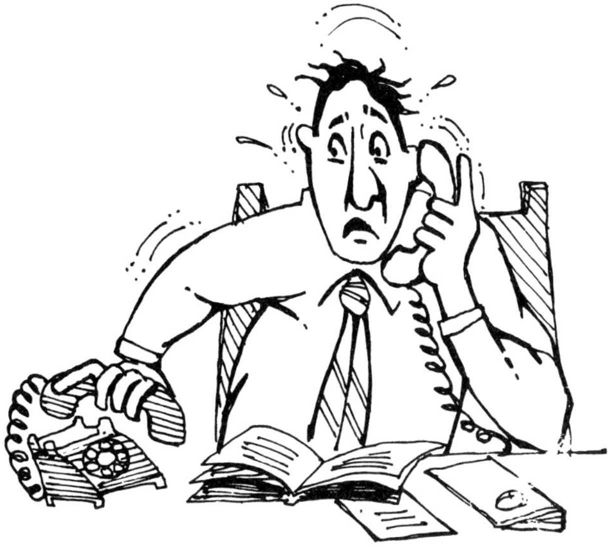

- ❖ Häufige Stimmungswechsel
- ❖ Gefühle der Isolation
- ❖ Mangelndes Selbstwertgefühl
- ❖ Häufige Gedächtnisschwäche
- ❖ Probleme beim Treffen von Entscheidungen
- ❖ Reizbarkeit und Aggression
- ❖ Probleme bei Konzentration und dem Setzen von Prioritäten
- ❖ Neigung zu Selbstmord

In dieser schnellebigen Zeit leiden wir sicherlich alle ab und zu unter einigen der oben genannten Symptome. Wenn diese jedoch ständig wiederkehren und lange Zeit anhalten, dann solltest du dich entspannen und Mitglied in einem Lachclub werden. Die Menschen versuchen es mit einer ganzen Reihe von Entspannungstechniken wie Sport, Massage, Yoga, Meditation, Urlaubsreisen, Picknicks und Ausflügen. Alle diese Methoden sind zeitaufwendig und teuer. Um dauerhaft bei diesen Methoden zu bleiben, bedarf es der Konzentration und der Willenskraft. Die meisten Sportprogramme werden wegen Langeweile und mangelnder Motivation wieder aufgegeben. Eine der leichtesten und preiswertesten Entspannungsmaßnahmen ist das Yoga-Lachen (*Hasya-Yoga*) in der Gruppe. Wir lachen nicht nur in der Gruppe, sondern wir praktizieren und verwirklichen auch Wege zu einem bewußten

Leben. Durch die gemeinsame Bemühung in der Gruppe ist die Motivation sehr hoch, und da das Lachen eine kurze und schöne Übung ist, kommt keine Langeweile auf.

Törichte Vergnügungen

Jeder will mehr Geld verdienen, als er tatsächlich braucht. Diejenigen, die schon viel Geld haben, wollen noch mehr. Während arme Menschen kämpfen müssen, um mit dem auszukommen, was sie haben, ist es nach Meinung der Mittelklasse und der oberen Mittelklasse schwierig, genug Geld zu verdienen, um mit den Ausgaben Schritt halten zu können. Die moderne Technologie überschwemmt uns mit Luxusartikeln, die heutzutage schon fast zu einer Notwendigkeit geworden sind. Es gibt kein Gefühl der Zufriedenheit mehr, und die Menschen sorgen sich ständig um das, was sie nicht haben, statt sich an dem zu erfreuen, was sie haben. Heute benutzen wir wissenschaftliche Erkenntnisse, um unsere Sinne zu befriedigen. Bei all unseren Errungenschaften geht es nur darum, Luxus anzuhäufen, und wir alle scheinen uns törichten Vergnügungen hinzugeben, statt die grundlegenden Ansprüche an ein würdevolles Leben zu erfüllen.

Wettbewerb – der Killer

Wir sind fortwährend dabei, uns mit anderen zu vergleichen, was materielle Errungenschaften und weltliches Besitztum betrifft. Im Namen von Wachstum und Entwicklung schaffen wir uns Behaglichkeit und einen Luxus, der reiche Menschen der Natur entfremdet. Durch ihre sitzende Lebensweise werden sie zu Opfern einer Reihe streßbedingter Krankheiten. Außerdem machen Wissenschaft und Technologie alles viel zu teuer und für den normalen Menschen unerschwinglich. Er wird zu einem luxuriösen Leben verführt, und er kämpft sein Leben lang darum, es zu erreichen.

Alle Risiken des modernen Lebens sind durch Wettbewerb entstanden. Während ein gesunder Wettbewerb für Wachstum und Entwicklung notwendig ist, scheint es, daß der Wettbewerb heutzutage keine Grenzen mehr kennt. Durch ihn fühlen wir uns selbst dann wie Verlierer, wenn wir Gewinner sind. Durch ihn gerät ein Mensch ganz tief in Streß hinein aus Angst, seine Position zu verlieren. Wenn jemand dich überholt, dann entstehen daraus Gefühle von Scham und Depression sowie negative Emotionen von Unterlegenheit und Neid. Aus diesem Grund können die Menschen sich über ihre kleinen Errungenschaften überhaupt nicht mehr freuen. Dies führt zu Unzufriedenheit und Frustration, die ihrerseits wiederum in Drogenabhängigkeit, Alkoholismus, Spielsucht, Gewalttätigkeit und Korruption enden. In dem gemeinsamen Bemühen, das Leben besser zu verstehen und freudvoller zu leben, haben wir die Plattform der Lachclubs geschaffen, wo gleichgesinnte Menschen gemeinsam beschließen, ein auf Werten begründetes Leben zu führen, statt an einem endlosen Konkurrenzkampf teilzunehmen.

Wirtschaftliche Rezession

In der heutigen Zeit herrscht auf der ganzen Welt eine schreckliche wirtschaftliche Rezession. Sogenannte gesunde Wirtschaftssysteme stehen vor einer Sackgasse. Die Produktionskapazitäten sind groß, und die Kaufkraft nimmt von Tag zu Tag ab. Die Firmen haben sich dermaßen hohe Wachstumsraten zum Ziel gesetzt, daß sie sich selbst dann wie Verlierer vorkommen, wenn sie mehr verdienen als in den Jahren zuvor. Sogar gesunde Wirtschaftssysteme wie Japan brechen zusammen. Der Marktführer der Elektronik- und Automobilindustrie taumelt unter schlimmen Rezessionen, obwohl die Japaner bekannt dafür sind, daß sie zu den am härtesten arbeitenden Menschen auf der Welt gehören. Eines wird mit dem Einsetzen der weltweiten Rezession deutlich: In der kommenden Zeit werden die Ausgaben wesentlich stärker steigen als das Einkommen. Alles, was wir ohne Anstrengung tun können, ist, unsere Bedürfnisse einzuschränken und zu beginnen, das zu genießen, was wir haben, statt uns Geld zu leihen, um unseren hohen Lebensstandard aufrechtzuerhalten. Neben dem Yoga-Lachen zur Entspannung ist dies auf der Tagesordnung unserer Lachclubs ein sehr wichtiger Punkt.

Zu große Ernsthaftigkeit

Die ganze Welt ist voller Ernsthaftigkeit. Als Kind wird man von seinen Eltern immer und immer wieder gefragt: „Wann wirst du endlich erwachsen?“ Wenn du als Erwachsener einmal fröhlich sein möchtest, sagen die Leute: „Benimm dich nicht wie ein Kind! Das Leben ist ernst, und das Sterben ist auch ernst.“ In Krankenhäusern und an religiösen Orten findet man sehr viel Ernst. An Arbeitsplätzen wird selten gelacht. Zeitungen und Fernsehprogramme bombardieren uns fortwährend mit schlechten Nachrichten und negativen Gedanken, die die Menschen noch weiter verunsichern. Bereits in zartem Alter werden Kinder mit Informationen überhäuft. Anstelle von Basketball spielen sie Computerspiele und Schach, wobei man viel denken muß, aber kaum etwas zu lachen hat. Kinder von heute verhalten sich schon wie junge Erwachsene. Die Menschen sind immer stärker auf Logik ausgerichtet. Auch beim Lachen suchen sie nach Logik. Das eigentliche Wesen des Lachens ist aber die Sinnlosigkeit. Wo es Logik gibt, da gibt es kein Lachen.

Wir zahlen bereits einen hohen Preis dafür, daß wir das Leben zu ernst nehmen, und deshalb ist nun die Zeit gekommen, das Lachen ernst zu nehmen. Durch die Lachclubs versuchen wir, die Ernsthaftigkeit des Lebens aufzubrechen, den Geist des Lachens mit neuem Leben zu erfüllen und ihn als Lebensstil wieder zurückzubringen.

Das Lachen ist vergessen

Im Oktober 1998 wurde bei einem internationalen Kongreß über den Humor in Basel in der Schweiz ein Bericht vorgestellt, der besagt, daß der moderne Mensch das Lachen vergessen hat. Obwohl die Menschen heute wohlhabender sind, fühlen sie sich schlechter als die Menschen vor vierzig Jahren. Einer Studie zufolge lachten die Menschen sogar in den Zeiten wirtschaftlicher Depression während der fünfziger Jahre 18 Minuten am Tag. Heute lachen wir nicht länger als sechs Minuten am Tag, obwohl der Lebensstandard enorm gestiegen ist. „Die Wahrscheinlichkeit, daß Menschen depressiv werden, ist heute zehnmal höher, denn sie legen sehr großen Wert auf Erfolg und Leistung. Wenn sie es nicht schaffen, diese Ziele zu erreichen, dann leiden sie unter Gefühlen von Scham und Depression", sagt der deutsche Psychologe Michael Titze.

Durch den übergroßen Ernst wird auch unser Sinn für Humor krank. Die Dinge, über die wir vor dreißig oder vierzig Jahren noch herzlich gelacht haben, rufen heute noch nicht einmal mehr das leiseste Lächeln hervor. Echtes, schallendes Lachen, die Art von Lachen, bei der man sich wälzt und sich auf die Oberschenkel schlägt, die Art von Lachen, bei der einem die Tränen über die Wangen laufen, gibt es heute nicht mehr. Wir hören Geschichten von Menschen, die sich Sendungen mit Charlie Chaplin, den Marx Brothers oder Laurel und Hardy anschauen und dabei schallend lachen, bis ihnen die Tränen kommen. Diese Art von Lachen gibt es heute nicht mehr.

Heute sehen wir, wie Kinder und Erwachsene sich diese Filme anschauen und dabei kaum einmal lächeln, geschweige denn lachen. Im Gegensatz zu den Menschen vor fünfzig Jahren, die vor übermütiger Ausgelassenheit schäumten, wenn sie einen nur einigermaßen lustigen Witz hörten, müssen wir schon äußerst komische Witze hören, damit wir auch nur ein wenig „gekitzelt" werden. Es scheint, daß unsere Lachschwelle durch den Streß angestiegen ist. Vielleicht ist dies auf bessere Erziehung und größeres Wissen zurückzuführen. Wenn ich aufs Land fahre, dann haben die Menschen dort immer noch eine sehr niedrige Lachschwelle. Sie können sogar über kleine Dinge lachen. Dorfmenschen können ein Lächeln auf ihrem Gesicht bewahren, wann immer sie mit einem Menschen aus der Stadt sprechen, während dies umgekehrt nicht der Fall ist.

Lebende Roboter

Es scheint, als seien wir durch das Leben in dieser mechanischen Welt Robotern ähnlich geworden, und wir arbeiten fortwährend, um unseren mechanischen Vorteil zu vergrößern. Erinnerst du dich, wann du zuletzt die Erfahrung gemacht hast, daß dein Lachen unmittelbar aus deinem Herzen und deinem ganzen Wesen kam? Wann war es, daß dir vor Lachen die Tränen kamen und du Seitenstechen bekamst? Hast du nicht gespürt, wie dadurch Spannungen aus deinem System hinausgespült wurden? Ja, liebe Freunde, es ist sehr schwer, sich daran zu erinnern, wann man zum letzten Mal wirklich von Herzen gelacht hat.

Ich habe mit vielen Komikern, Komödianten und Pantomimen gesprochen, und auch sie sind sich darin einig, daß die Menschen in den großen Städten heute sehr viel weniger fähig sind, zu lachen. Die „Lachreize" müssen heutzutage viel stärker sein.

Bedingungen für Lachen und Glück

Warum können Kinder mehr als 300–400mal am Tag lachen und Erwachsene nur 15mal? Der Grund besteht darin, daß Kinder noch nicht beschlossen haben, daß sie für ihr Lachen einen Grund brauchen. Sie lachen, weil sie lachen wollen und fröhlich sind. Wenn wir erwachsen werden, beginnen wir, Bedingungen für unser Lachen und unser Glück zu stellen. Wenn ich das bekomme, dann lache ich. Ich bin nur dann glücklich, wenn ich eine Arbeitsstelle bekomme, die mir gefällt. Und so weiter, und so fort. Deshalb suchen wir immer nach einem Grund, um zu lachen. Heute gibt es nur sehr wenige Situationen, die uns wirklich zum Lachen bringen, dafür aber viele hundert Dinge, die uns unglücklich machen. Der Lachclub ist eine gemeinsame Anstrengung gleichgesinnter Menschen, die Lachen und Glück von Gründen befreien wollen. Wir alle haben beschlossen, glücklich zu sein, unabhängig davon, was in unserem Leben geschieht.

Teure moderne Medizin

Für die moderne Medizin gibt es keinen Ersatz, denn sie kann Menschen in der Tat aus den Klauen des Todes befreien. Die Errungenschaften der Chirurgie sind unübertroffen. Durch moderne medizinische, chirurgische und diagnostische Techniken ist die Lebenserwartung beträchtlich gestiegen. Doch trotz Forschung und Entwicklung steigt die Häufigkeit von Herzleiden, hohem Blutdruck, allergischen Erkrankungen, psychosomatischen Krankheiten und Krebs, und der Grund dafür ist offensichtlich der Streß. Die meisten Menschen in

Entwicklungsländern können sich eine moderne medizinische Behandlung gar nicht leisten, weil sie zu teuer ist. Sie geben einen großen Teil ihres Einkommens dafür aus, streßbezogene Krankheiten zu behandeln. Eine Wunderarznei wie das Lachen kann medizinische Kosten einsparen, denn sie stärkt das Immunsystem, das bei der Abwehr von vielen Krankheiten eine wichtige Rolle spielt.

Der Mensch ist die einzige Spezies auf der Welt, die der Allmächtige mit der Fähigkeit des Lachens gesegnet hat. Kein anderes Geschöpf kann lachen. Jeder weiß, daß das Lachen ein wirksames Gegenmittel gegen Streß ist. Vielleicht hat der Herr uns diese Fähigkeit geschenkt, weil Er wußte, daß die armen Menschen sich viel Streß machen würden. Vielleicht hat Er das Lachen als „Sicherheitsventil" vorgesehen. Nun liegt es an uns, dieses Sicherheitsventil bewußt und oft anzuwenden.

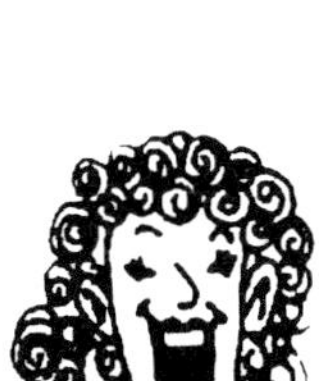

3. Kapitel
Wie ist die Idee der Lachclubs entstanden?

Es war der amerikanische Journalist Norman Cousins, der die medizinische Bruderschaft aufrüttelte, als er die heilenden Kräfte des Lachens entdeckte. Er litt an ankylotischer Spondylitis, einer unheilbaren Krankheit der Wirbelsäule. Die Schmerzen machten ihn zum Krüppel, und der modernen Wissenschaft gelang es nicht, ihm zu helfen. Er experimentierte mit der heilenden Kraft des Lachens, indem er sich spaßige Filme auf Video anschaute. Seine Schmerzen verschwanden fast völlig, und seine Symptome gingen zurück. 1978 veröffentlichte er ein Buch mit dem Titel *Der Arzt in uns selbst*[2]. Danach entdeckten Wissenschaftler auf der ganzen Welt, welche Wirkung das Lachen auf verschiedene Systeme des Körpers hat. Trotz der nachgewiesenen Vorteile lachen die Menschen heute zu wenig. Das Leben wird immer komplizierter. Manchmal probierten einzelne enthusiastische Yoga-Gruppen das Lachen aus. Osho Rajneesh experimentierte damit als einer Form der Meditation, und auf der ganzen Welt versuchten die Menschen mit vielen Methoden, andere Menschen zum Lachen zu bringen.

Über den therapeutischen Wert des Lachens wurden viele Bücher geschrieben. Es wurde als Therapie zur Linderung vieler Krankheiten ausprobiert. In Großbritannien, den USA und anderen westlichen Ländern gibt es viele Lachkliniken.

Im März 1995 überlegte ich, einen Artikel über das Thema „Lachen – die beste Medizin“ zu schreiben. Dabei fand ich eine große Menge wissenschaftlicher Literatur über die Vorteile, die das Lachen für das menschliche Gemüt und den menschlichen Körper hat. Aber dann beschloß ich, den Artikel nicht zu veröffentlichen. Statt dessen ging ich

---

2 Originaltitel: *Anatomy of an Illness*. Das Buch ist in Deutschland im Verlag Rowohlt unter dem Titel *„Der Arzt in uns selbst: Wie Sie Ihre Selbstheilungskräfte aktivieren können“* erschienen.

in einen öffentlichen Park im Lokhandwala Complex in Mumbai und sprach dort Leute auf die Gründung eines Lachclubs an.

Am 13. März 1995 brachte ich vier Leute dazu, in einer Ecke des Parks mit dem Lachen zu beginnen. Zuerst lachte man über das Konzept und spottete über die Idee. Als ich aber die gesundheitlichen Vorteile erklärte, begannen viele Menschen, sich dafür zu interessieren, und die Zahl der Teilnehmer wuchs. Die Gruppe bestand größtenteils aus Männern, die vierzig Jahre oder älter waren, sowie aus einigen Frauen und Kindern.

Anfangs standen alle Teilnehmer in einem Kreis zusammen, und ich bat für gewöhnlich jemanden darum, in die Mitte zu kommen und einen Witz oder eine lustige Anekdote zu erzählen. Die Menschen genossen den Spaß, und nach 10–20 Minuten Lachen jeden Morgen fühlten sie sich wohl. Ungefähr zwei Wochen lang funktionierte diese Methode ganz gut, aber dann ging uns der Vorrat an guten Witzen aus. Es wurden mehr und mehr abgedroschene Witze erzählt, Witze, die auf eine bestimmte Gruppe von Menschen abzielten, oder verletzende und schmutzige Witze, was viele Mitglieder in Verlegenheit brachte, besonders die Frauen. Wenn wir jeden Tag lachen wollten, dann konnten wir uns offensichtlich nicht darauf verlassen, daß jemand an 365 Tagen im Jahr Witze erzählte. Daraufhin wurden die Witze verbannt, und es wurde beschlossen, daß die Clubmitglieder ohne sie lachen würden.

Wie lacht man ohne Witze?

Die meisten Mitglieder empfanden es als schwierig, grundlos zu lachen. Nachdem ich viel nachgedacht und in meiner Seele geforscht hatte, stellte ich einige grundlegende Untersuchungen an und legte einen Aktionsplan vor, der den Leuten helfen sollte, ohne Witze zu lachen.

Die größten Hürden, die einen am Lachen hindern, sind Hemmungen und Scheu. Um diese aus dem Weg zu räumen, wurde den Gruppenmitgliedern gesagt, daß sie sich in möglichst großer Zahl versammeln sollten. Je größer die Gruppe, um so leichter das Lachen. In einer großen Gruppe ist das Lachen ansteckend, und die Leute fangen an zu lachen, sobald sie sich gegenseitig in die Augen schauen.

Während des Lachens sollten alle Mitglieder ihre Hände nach oben strecken, denn dadurch wird das Lachen leichter, und man hat weniger Hemmungen. Jede Lachsitzung beginnt mit einer tiefen Atemübung. Die Mitglieder strecken ihre Hände nach oben, atmen tief ein, halten den Atem für eine Weile an und atmen dann langsam wieder aus. Diese Atemübung ähnelt dem *Pranayama* im Yoga und trägt dazu bei, die Kapazität der Lungen zu vergrößern und das Lachen zu erleichtern. Nach dem tiefen Atmen beginnen alle, Ho-Ho, Ha-Ha zu singen. Die Geschwindigkeit, mit der das Ho-Ho, Ha-Ha gesungen wird, nimmt immer mehr zu, und plötzlich brechen alle in herzliches Lachen aus, indem sie ihre Hände zum Himmel strecken und den anderen Teilnehmern in die Augen schauen. Alle Lachübungen dauern jeweils etwa 20 – 30 Sekunden. Die Ho-Ho-Ha-Ha-Übung ähnelt einer Yoga-Übung mit dem Namen *Kapalabhati*, bei der das Zwerchfell und die Unterleibsmuskulatur rhythmisch bewegt werden. Sie reinigt die Lungen und erleichtert das Lachen.

Wenn eine große Zahl von Menschen sich in einer Gruppe versammelt und Ho-Ho, Ha-Ha singt, dann lädt die ganze Atmosphäre sich mit Lachen auf. Da jeder ohne Probleme an dieser Übung teilnehmen kann, haben alle das Gefühl, etwas geleistet zu haben. Dies war ein weiterer Schritt dahin, den Teilnehmern ihre Hemmungen zu nehmen.

Gleichzeitig lachen

Alle Mitglieder wurden angewiesen, zur selben Zeit zu lachen, indem sie den Anweisungen eines Moderators folgten, der die Sitzung leitete. Der Moderator gab den Befehl 1…2…3. Wenn alle Mitglieder gleichzeitig zu lachen beginnen, dann hat das eine gute Wirkung.

Blickkontakt – der Schlüssel

Beim Lachen machten wir eine Entdeckung: Wenn wir unserem Nachbarn in die Augen schauen und dabei lachen, dann geschieht etwas mit ihm, und er beginnt ebenfalls zu lachen. Also wurden die Teilnehmer angewiesen, den anderen in die Augen zu schauen, denn jeder hat seinen eigenen, typischen Lachstil. Das erhöht den Reiz und fördert das natürliche Lachen.

Über einen Zeitraum von zwei Wochen wurden einige weitere Formen des Lachens entwickelt, zum Beispiel das Lachen mit weit offenem Mund, das lautlose Lachen mit geschlossenen Lippen und kleinen summenden Geräuschen, das gemäßigte Lachen und das Cocktail-Lachen. Um Langeweile zu vermeiden, wurden viele verschiedene Formen des angeregten Lachens eingeführt, die auf Yoga basieren. Dies trug auch dazu bei, die Verspieltheit unter den Teilnehmern zu fördern. Kurz gesagt, es ist überhaupt nicht schwierig, auch ohne Witze zu lachen, wenn man es in einer Gruppe übt.

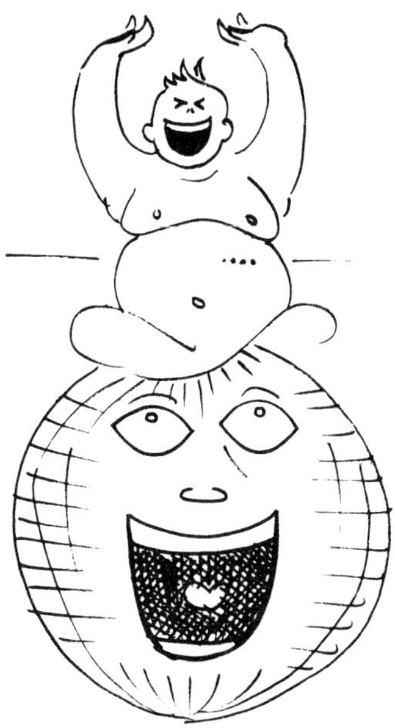

4. Kapitel
Die Lachbewegung: Die „Glücksepidemie“ breitet sich aus

Die neuartige Idee des Gruppenlachens unter freiem Himmel, an einem öffentlich zugänglichen Ort, praktiziert von Menschen, die keine besonderen gesundheitlichen Probleme haben, wurde am 13. März 1995 mit nur vier Teilnehmern in einem öffentlichen Park zum ersten Mal in die Tat umgesetzt. In einem Zeitraum von nur wenig mehr als vier Jahren war sie zu einer ungeheuer großen Bewegung geworden. Mein Freund, Dr. Dale Anderson aus den U.S.A., hat sie „Laughter Happy-Demic“[3] getauft. Mittlerweile gibt es allein in Mumbai 60 Lachclubs, und in ganz Indien sind es mehr als 300. Die Bewegung war nun bereit, nationale Grenzen zu überschreiten und zu einem weltweiten Phänomen zu werden. Sie war kein Scherz mehr, obwohl zu Beginn einige dieser Auffassung waren.

Das Lachen steht nun auch dem „gewöhnlichen Volk“ zur Verfügung

Die Gründe für den Erfolg der Bewegung sind vielfältig. Nie zuvor in der Geschichte war das Lachen so gut strukturiert, daß das „gewöhnliche Volk“ sich an einem öffentlichen Ort kostenlos an ihm erfreuen konnte. Die Lachübung führt zu unmittelbarer Entspannung und zu

---

3 Anm. d. Übersetzerin: Dieses Wortspiel läßt sich leider nicht ins Deutsche übersetzen. Der Ausdruck „happy-demic“ ist abgeleitet von dem Wort „epidemic“, also „Epidemie“. Die Umschreibung mit „Glücksepidemie des Lachens“ käme der Sache wohl am nächsten.

einer Reihe weiterer gesundheitlicher Vorteile. Die Mitglieder gehören jeder gesellschaftlichen Klasse an: Ärzte, Ingenieure, Buchhalter, leitende Angestellte, Geschäftsführer, Arbeiter der Mittelklasse und Rentner.

Wenn ich in meinen Erinnerungen stöbere, dann fällt mir wieder ein, wie alles mit Spaß begann, und ich hätte nicht im Traum daran gedacht, daß es zu einer solch großen Bewegung werden würde. Während der ersten Zeit war es für mich sehr schwierig, die Sache in Gang zu bringen. Die Menschen hatten Angst davor, daß man sie auslachen würde, wenn sie sich der Gruppe anschlossen. Die ersten, die Einspruch erhoben, waren die Parkbehörden. Sie glaubten, daß es zu einem öffentlichen Ärgernis und zur Lärmbelästigung führen würde, und sie wiesen mich an, damit aufzuhören. Ich machte jedoch unbeirrt weiter und lief herum, um die Leute zu motivieren. Nachdem ich einige Male über die gesundheitlichen Vorteile des Lachens gesprochen hatte, fingen die Leute dann langsam an, sich zu trauen. Viele spotteten jedoch immer noch über die Idee und bezeichneten uns als eine "Bande von Narren" oder, in unserer eigenen Sprache, als „Murakh Mandli“. In diesem Park gingen jeden Tag zwischen 200 und 300 Leute spazieren, aber am Anfang schlossen sich nur 15 bis 20 Leute unserer Gruppe an. Als sie begannen, nach den Sitzungen ein Gefühl des Wohlbehagens zu verspüren, kamen nach und nach immer mehr Leute hinzu. Das bewirkte, daß die Parkbehörden nachgaben und der Gruppe erlaubten, ihre Aktivitäten fortzusetzen. Bald war die Zahl der Teilnehmer auf 55 bis 60 Menschen angewachsen, einschließlich einiger Frauen. Zuerst lachten wir über Witze, aber nach einer Weile funktionierte das nicht mehr. Wir erlernten die Kunst, ohne Witze zu lachen, indem wir eine ganze Reihe angeregter Formen des Lachens entwickelten.

Reaktionen von Vorübergehenden

Allein die Vorstellung, an einem öffentlichen Ort ohne Grund zu lachen, hörte sich für viele Menschen faszinierend an, und sie kamen, um die ungefähr fünfzig Leute bei etwas zu beobachten, das sie als lustige Aktivität ansahen. Sehr viele beobachteten uns von den Balkonen umliegender Gebäude und von der Straße aus, und die vielen hundert Menschen, die im Park spazieren gingen, konnten nicht widerstehen, uns im Vorbeigehen anzustarren. Die erste Reaktion der meisten Leute war Belustigung oder Überraschung. In ihren Köpfen stellten sie sich die Frage: „Wie können sie ohne Grund an einem öffentlichen Ort lachen?“ Einige Anwohner, die in unmittelbarer Nähe des Parks wohnten, erhoben halbherzige Einwände mit dem angeblichen Argument, daß sie durch das Lachen geweckt würden. Dies hatte jedoch den hauptsächlich psychologisch bedingten Grund, daß man sich erst einmal gegen alles Neue wehrt, auch wenn es die Dinge besser macht.

Zu denen, die uns von der Straße aus beobachteten, gehörten auch einige junge Kerle, die auf der nahen Brücke standen, den Spaß beobachteten, uns ein „Ho-Ho, Ha-Ha“ zuriefen und sich dann aus dem Staub machten. Viele Fahrer von Autorikschas und Taxen, die gerade keine Kunden hatten, hielten für eine Weile an und fuhren dann mit einem scheuen Lächeln im Gesicht weiter. Sogar Busfahrer verlangsamten ihr Tempo, um einen Blick auf die lachende Gruppe zu erhaschen.

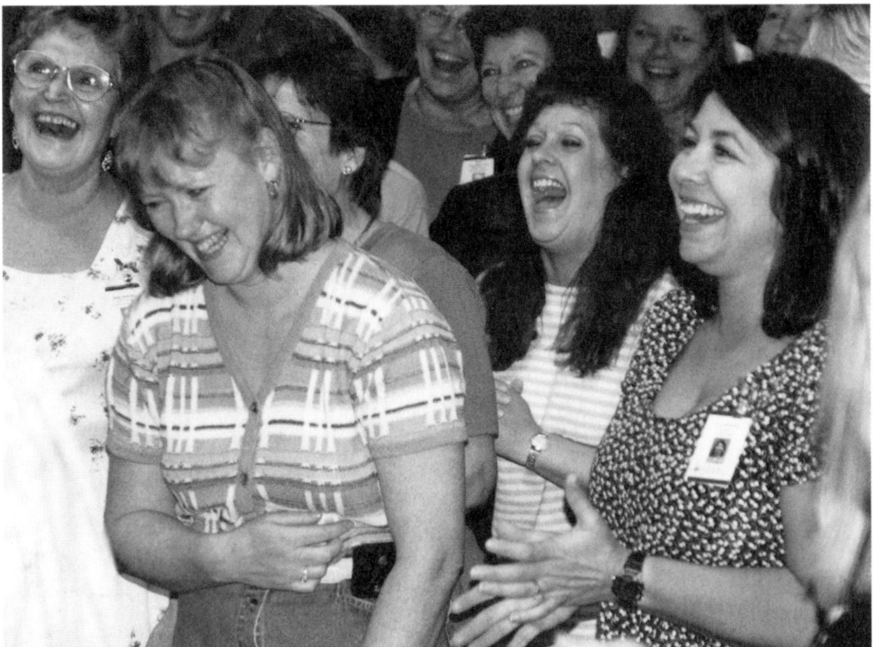

Das Gute daran war, daß die meisten es lustig fanden. Es gab jedoch auch einige, die ihre Augenbrauen hochzogen und der Meinung waren, wir würden unsere Energie verschwenden und andere stören. Einige von ihnen machten sarkastische Bemerkungen. Zur Ehre jener, die an der Lachgruppe teilnahmen, muß gesagt werden, daß sie all dies als Teil des Spiels betrachteten.

Einige Leute standen nur wenige Meter entfernt und beobachteten, was da vor sich ging, hatten aber nicht den Mut, sich uns anzuschließen. Viele, die sich der Gruppe gerne angeschlossen hätten, hielten sich zurück, weil sie dachten, daß sie vielleicht erst etwas bezahlen müßten, ehe sie teilnehmen konnten. Wir haben uns immer bemüht, diesen Eindruck klarzustellen. Um Mitglied in einem Lachclub werden zu können, muß man weder ein Formular ausfüllen noch einen Beitrag bezahlen. Diejenigen, bei denen es lange dauerte, bis sie zum „Geist des Lachens" fanden, brachten ihre Meinung zum Ausdruck, daß es künstlich oder erzwungen sei.

Diejenigen, die täglich übten, stellten fest, daß es ihnen gut tat, und sie begannen, die Neuigkeit weiterzuerzählen. Bald fand das Konzept im Wohngebiet Anklang, und viele Leute kamen einfach nur, um diese lustigen Menschen in Aktion zu beobachten. Da wir unsere Lachtechniken immer weiter entwickelten, kamen nach und nach auch Leute aus angrenzenden Orten, und eines schönen Tages brachten sie ihren Wunsch zum Ausdruck, daß sie in ihrer Gegend gerne einen ähnlichen Club ins Leben rufen würden. Es war uns eine Freude, unser Glück mit ihnen zu teilen. Nach der Gründung des ersten Lachclubs dauerte es nicht länger als zwei Monate, bis „Seven Bungalows", ein Vorort in der Nähe von Mumbai, vom schallenden Gelächter des zweiten Lachclubs widerhallte.

Der Durchbruch in den Medien

Der erste Bericht der Medien über unseren Lachclub wurde in Indiens beliebtester Kultursendung ‚Surabhi' im nationalen Fernsehen gebracht. Die Produktionsfirma hat ihr Büro in der Nähe des Parks, in dem unsere täglichen Lachsitzungen stattfanden. Dieser Bericht regte die Neugierde vieler Zeitungen und Zeitschriften im ganzen Land an.

Eines schönen Tages machte die Neuigkeit der Lachclubs auch in der größten englischsprachigen Tageszeitung Indiens, der „Times of India“, Schlagzeilen. Auf der ersten Seite brachte die Zeitung ein Photo lachender Mitglieder und einen Bericht, in dem es hieß: „Dieser Club ist kein Scherz.“ Ich erhielt eine Flut von Telefonanrufen, und in der ganzen Stadt sorgte der Bericht für Aufruhr. Seine Wirkung war magisch: Die Zahl unserer Teilnehmer wuchs um 50 %. Ich wurde mit Anfragen aus anderen Gegenden überhäuft. Innerhalb von drei Monaten gab es 16 Clubs! Der öffentliche Park von Lokhandwala wurde zu einem beliebten Jagdgrund für Journalisten verschiedener Zeitungen und Zeitschriften, nationaler und internationaler Fernsehsender. Unser erster internationaler Auftritt fand in den BBC News statt, gefolgt von CNN und NHK (Japan). Bei keiner anderen gesellschaftlichen Bewegung habe ich eine solch begeisterte Berichterstattung der Medien erlebt. Bald verlor ich den Überblick darüber, mit welcher Häufigkeit die Lachbewegung in der einen oder anderen nationalen oder internationalen Zeitung oder Zeitschrift erschien.

Einige im Ausland lebende Inder erfuhren während eines Urlaubs in ihrer Heimat von unserer Idee und waren davon beeindruckt. Sie glaubten, daß diese sich auch auf den gesellschaftlichen Umgang miteinander positiv auswirken könnte. Sie machten Videoaufnahmen und machten sich auch mit den Lachtechniken vertraut. Nach ihrer Rückkehr versuchten sie, an ihren Wohnorten Lachclubs ins Leben zu rufen. Ihre Anstrengungen hatten aber wenig Erfolg, weil sie die Angelegenheit meiner Meinung nach nicht nachdrücklich genug verfolgten. Durch das Bewußtsein, das die Medien geschaffen haben, besteht jedoch auch im Ausland weiterhin großes Interesse an den Lachclubs. Die Zeitschrift *National Geographic* veröffentlichte in ihrer Ausgabe vom Mai 1997 ein doppelseitiges Photo mit der Botschaft der Lachclubs. Da das Magazin eine weit verbreitete Leserschaft hat, trug dieser Bericht wesentlich dazu bei, das Bewußtsein für dieses Konzept auf der ganzen Welt zu verbreiten. Auch auf dem internationalen Humor-Kongreß in Basel im Oktober 1998 wurde über das Konzept der Lachclubs diskutiert. Hier wurde ein kurzer Videofilm über die Lachclubs gezeigt, und Herr Heinz Tobler, ein junger Lachexperte aus Deutschland, der Indien oft besucht, führte eine kurze Lachsitzung vor. Er war nach Indien gekommen, um mich zu treffen, und hatte an einigen Lachsitzungen in Mumbai teilgenommen.

Die *Los Angeles Times* brachte die Geschichte der Lachclubs in großer Aufmachung. Ich habe den Eindruck, daß das Konzept der „Lachclubs" in den U.S.A. heute mehr und mehr Anerkennung findet. Steve Wilson, Amerikas bekannter Humorexperte und Fachmann für Freude und Glück, begegnete mir in Mumbai und war von der Idee beeindruckt. Er war der Meinung, daß man die östlichen und westlichen Weisheiten von Lachen und Humor vereinen könne, um die Welt zu einem besseren und lebenswerteren Ort zu machen. Er hat das Konzept der Lachclubs bereits der *American Association of Therapeutic* Humor („Amerikanische Vereinigung für den therapeutischen Humor") vorgestellt und von den Teilnehmern eine positive Resonanz erhalten. Der Bericht über die Lachclubs, den Peter Jennings im Oktober 1998 in den ABC News brachte, fand in den gesamten Vereinigten Staaten eine sehr positive Resonanz. Ein australischer Dokumentarfilm mit dem Titel *Run around the World* („Lauf um die Welt") weckte auch in Australien großes Interesse, und ich erhielt einige Einladungen aus Sydney, Melbourne und Adelaide.

Mittlerweile werden überall in Europa Lachclubs eröffnet, und ich werde dazu eingeladen, Workshops und Seminare zu veranstalten, in denen Leiter für die Lachclubs ausgebildet werden. Wir planen, ein Lach-Yoga-Institut zu gründen, um eine qualitativ hochwertige Ausbildung zu vermitteln, so daß auch soziale Lachclubs und Lachclubs in Firmen ins Leben gerufen werden können.

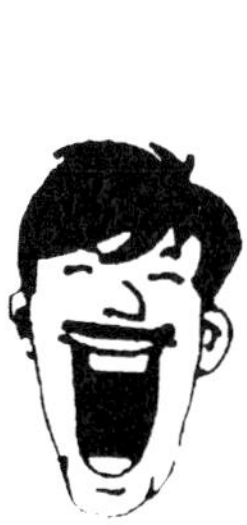

5. Kapitel
Die richtige Zeit und der richtige Ort für eine Lachsitzung

„Wann ist die richtige Zeit für eine Lachsitzung? Kann sie abends stattfinden, wenn ich von der Arbeit komme?“ „Muß ich für mein tägliches Gelächter in einen öffentlichen Park gehen?“ „Kann ich auch allein zu Hause lachen?“ Dies sind häufig gestellte Fragen von Menschen, die Teil der Lachbewegung werden wollen. Du kannst natürlich zu jeder Tageszeit lachen, aber um in einer Gruppe auf die neue Yoga-Art zu lachen, mußt du dich zuerst einer Gruppe anschließen, um ein Gefühl für das Konzept zu bekommen. Wenn du das Konzept verstanden und die verschiedenen Techniken erlernt hast, dann ist es möglich, mit zwei oder drei Leuten überall oder auch ganz allein zu Hause zu lachen. Damit du jedoch den größten Nutzen daraus ziehen kannst, solltest du so oft wie möglich in einer Gruppe lachen. Zwischendurch kannst du versuchen, mit ein oder zwei Leuten in deiner Familie zu lachen. Die Lachmeditation, die in diesem Buch beschrieben wird, kann später allein durchgeführt werden.

Der ideale Zeitpunkt

Im Idealfall sollte eine Lachsitzung morgens stattfinden, besonders in Indien, wo die Wetterbedingungen sehr günstig für einen Morgenspaziergang sind. Die Sitzungen der meisten Lachclubs finden in öffentlichen Parks statt, wo die Menschen sowohl ihren Spaziergang genießen als auch an einer Lachsitzung teilnehmen können. In Nordindien ist die Teilnehmerzahl im Winter geringer, aber viele, die regelmäßig spazierengehen, wollen ihre Sitzungen auch im Winter fortsetzen. Abhängig davon, wie es für ihre Mitglieder am angenehmsten ist, finden die Sitzungen der meisten Lachclubs zwischen 6 und 7 Uhr morgens in öffentlichen Parks statt. Die Atemübung, das Lachen und die Dehnübungen sollten insgesamt nicht länger als 15 bis 20 Minuten dauern. Wenn die Sitzung im Freien stattfindet, kann der Zeitplan je nach Wetterbedingungen und den Bedürfnissen der einzelnen Gruppen um einige Minuten angepaßt werden. Warum soll man morgens lachen? Dafür gibt es viele Gründe. Es ist immer besser, den Tag mit Lachen zu beginnen. Es sorgt dafür, daß du den ganzen Tag lang in guter Stimmung bist.

Es versorgt dich mit Energie, und 15 bis 20 Minuten Lachen sind ausreichend für den ganzen Tag, bis du abends zu Bett gehst. Auch wenn abendliches Lachen ebenfalls einen Nutzen bringt, so haben wir doch die Erfahrung gemacht, daß der Morgen die ideale Zeit ist, denn abends kommen alle zu unterschiedlichen Zeiten nach Hause, und jeder hat etwas anderes vor. Die Sitzungen einiger Clubs fanden abends statt, aber sie hatten keinen Erfolg, denn zum einen nahmen die Leute nur unregelmäßig teil, und zum anderen war die Wirkung nicht so gut wie bei Lachsitzungen am Morgen.

Zweitens ergänzen ein Morgenspaziergang und eine Lachsitzung sich gegenseitig. Beide finden an einem öffentlichen Ort statt, und daher ist es für einen Spaziergänger ideal, entweder vor oder nach seinem Spaziergang an einer Lachsitzung teilzunehmen. Die Lachsitzung kann auch während des Spaziergangs stattfinden. Tatsächlich führe ich den Erfolg der Lachbewegung auf die Tatsache zurück, daß ich die richtige Gruppe von Menschen angesprochen habe, nämlich die morgendlichen Spaziergänger. Sie sind gesundheitsbewußte Menschen, die problemlos einem Lachclub beitreten können, da er eine Ergänzung ihrer gesundheitsfördernden Aktivitäten ist. Für alle Spaziergänger ist das Lachen eine Aufwertung ihres Übungsprogramms. Rückblickend muß ich sagen, daß dieses Konzept wegen mangelnder regelmäßiger Teilnahme wohl ein Fehlschlag geworden wäre, wenn ich es nicht mit den morgendlichen Spaziergängern begonnen hätte. Morgendliche Spaziergänger müssen sich nicht noch einmal zusätzlich Zeit für eine Lachsitzung nehmen. Sie befinden sich bereits an einem öffentlichen Ort. Wenn du also das Lachen zu einem Teil deines Morgenspaziergangs machst, dann wird die Lachsitzung zu einem Teil deiner Routine, ohne daß du dir die Mühe machen mußt, zusätzliche Zeit dafür einzuplanen.

Auf diese Weise wird das Ritual zu einer Regelmäßigkeit, und du kannst seine Segnungen genießen. Wenn man morgens aufwacht, ist der Körper steif. Das ist die richtige Zeit für Dehnübungen. Einige Lachclubs beginnen schon mit Dehnübungen, während die Leute sich noch versammeln. Die meisten Yoga-Übenden beginnen gerne zum Zeitpunkt des Sonnenaufgangs mit ihren Yogahaltungen. So beginnt die Übung des *Hasya-Yoga* oder der Lachtherapie zur gleichen Zeit. In den Großstädten ist die Luftverschmutzung morgens am geringsten. Während einer Lachsitzung in einem öffentlichen Park im Freien bekommst du morgens wahrscheinlich die frischeste Luft, die du während des ganzen Tages bekommen kannst. Dies ist ein zusätzlicher Nutzen, den du hast, wenn du morgens lachst. Bis es Abend geworden ist, sind die Menschen so müde, daß sie noch nicht einmal mehr lächeln, geschweige denn lachen können. Daher ist es am besten, wenn man morgens lacht.

In westlichen Ländern ist es im Winter nicht möglich, morgens im Freien zu lachen. Hier sind Gesundheitsclubs, Yoga-Gruppen, Sportgruppen und Arbeitsplätze in Fabriken und Büros die richtigen Orte, an denen die Menschen sich morgens als erstes versammeln und in einer Gruppe lachen können.

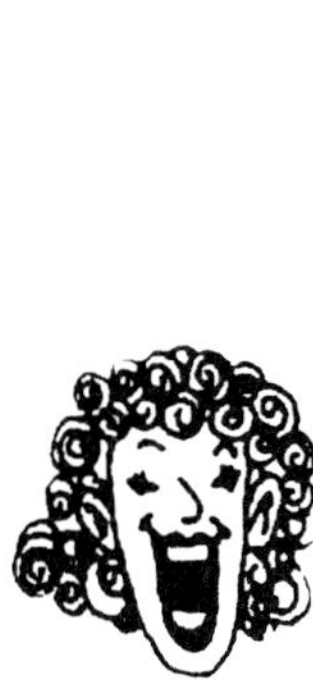

6. Kapitel
Was geschieht während einer Lachsitzung?

Die richtige Zeit und der richtige Ort

Idealerweise sollten die Lachsitzungen morgens stattfinden, entweder in einem öffentlichen Park, in dem die Menschen ihren morgendlichen Spaziergang machen, oder in Verbindung mit gesundheitsfördernden Gruppenaktivitäten, für die das Yoga-Lachen eine gute Ergänzung ist. Dazu gehören Yoga, Aerobic, Meditation, Tai Chi oder Sport. In Städten wie Mumbai und Bangalore wurden mittlerweile auch abendliche Lachclubs gegründet. Ihre Mitglieder sind zumeist Frauen, die morgens keine Zeit finden, weil sie kochen und ihre Kinder zur Schule schicken müssen.

Am Arbeitsplatz in Fabriken und Büros können die Menschen den Tag beginnen, indem sie 10–15 Minuten lang gemeinsam lachen. Der Vorteil einer Lachsitzung am Morgen besteht darin, daß du den Morgen mit einer positiven Note beginnst, und sie bewirkt, daß du während des ganzen Tages frisch und in guter Stimmung bist. Wenn der Morgen nicht geeignet ist, kann die Sitzung auch während der Kaffeepause um 11 Uhr, während der Mittagspause oder nachmittags vor dem Feierabend stattfinden.

In westlichen Ländern gibt es unterschiedliche Arten von Lachclubs. Häufig sind es gesellschaftliche Clubs, deren Mitglieder sich einmal in der Woche zu einer Lachsitzung treffen. Diese findet normalerweise am Wochenende abends statt, gefolgt von Spielen und anderen lustigen Aktivitäten und von einem gemeinsamen Abendessen (Gesamtdauer ungefähr zwei Stunden).

Wie man beim Lachen in einem Lachclub steht

Abhängig davon, wieviel Platz verfügbar ist, stehen alle Mitglieder in einem Kreis oder Halbkreis. Der Moderator steht in der Mitte. Er gibt die Befehle für die Übungen und die verschiedenen Formen des Lachens. Hierbei ist es besonders wichtig, darauf zu achten, daß die Mitglieder nicht in einer Reihe stehen, wenn sie den Kreis bilden, wie man es oft bei militärischen Paraden sieht, damit sie nicht das Gefühl haben, den Kreis oder die Linie aufzubrechen. Es sollte wie eine Ansammlung von Menschen aussehen, in der die Anwesenden in einem zufälligen Muster verteilt sind. Die Mitglieder sollten nicht weiter als einen knappen Meter bzw. eine Armlänge voneinander entfernt stehen, denn beim Lachen sollen sie sich ja gegenseitig in die Augen schauen. Ist der Abstand größer, dann ist der Blickkontakt nicht intensiv genug, um eine Person zum Lachen anzuregen. Außerdem sollten die Mitglieder während der Sitzung nicht fest an einem Platz stehenbleiben. Während jeder Lachübung sollte man zu anderen Menschen gehen, um mit ihnen zu lachen. Dabei sollte man ihnen ununterbrochen in die Augen schauen. Man kann sich auch gegenseitig in die Hände klatschen, wann immer dies möglich ist. Die Teilnehmer können sich auch in zwei Gruppen aufstellen, die sich gegenüberstehen. Diese Form ist interaktiver und verspielter und trägt dazu bei, das Lachen spontaner und spielerischer werden zu lassen.

Eine typische Lachsitzung besteht aus einer perfekten Mischung verschiedener angeregter Lachtechniken, in die verschiedene Atem- und Dehnübungen integriert werden. Eine Lachsitzung von 20–30 Minuten Dauer kann in folgende Abschnitte unterteilt werden:

a) **Rhythmisches Klatschen:** Beim rhythmischen Klatschen sollten die Hände ganz offen sein. Es ist eine wärmende Übung, die bestimmte Akupressur-Punkte in der Innenfläche der Hand stimuliert. Außerdem vermittelt sie ein Gefühl des Wohlbehagens und hilft, Energie aufzubauen.

b) **Ho-Ho-Ha-Ha-Singen:** Das Ho-Ho-Ha-Ha-Singen erfolgt im Einklang mit dem rhythmischen Klatschen oder mit Armbewegungen ohne Klatschen. Es basiert auf einer dynamischen Atemtechnik aus dem Yoga.

c) **Tiefes Atmen:** Atemtechniken aus dem Yoga tragen dazu bei, uns sowohl körperliche als auch geistige Entspannung zu bringen.

d) **Wertbasierte Lachtechniken:** Wertbasierte Lachtechniken beruhen darauf, daß wir bestimmten Gesten, die wir während des Lachens ausführen, eine bestimmte Bedeutung beimessen, so daß unser unterbewußter Geist ihre tiefen Werte erkennt. Dies trägt dazu bei, daß wir dem Alltag gegenüber eine positive Einstellung entwickeln. Das anerkennende Lachen erinnert uns beispielsweise daran, wie wichtig es ist, daß wir andere Menschen anerkennen, um eine starke und harmonische Beziehung aufbauen zu können. Zu den wertbasierten Lachtechniken gehören das Begrüßungslachen, das anerkennende Lachen, das Versöhnungs-Lachen, das händeschüttelnde Lachen, das umarmende Lachen, das Guru-Lachen und so weiter.
e) **Yoga-Lachtechniken:** Yoga-Lachtechniken wurden aus verschiedenen Yoga-Haltungen für das körperliche Wohlbefinden entwickelt. Dazu gehören das herzliche Lachen, das Löwen-Lachen, das summende Lachen, das aufsteigende Lachen und so weiter.
f) **Spielerische Lachtechniken:** Diese Techniken sollen den Menschen helfen, ihre Verspieltheit wiederzufinden, damit sie ihre Hemmungen und ihre Scheu abbauen können. Verspieltheit trägt auch dazu bei, angeregtes Lachen in spontanes Lachen zu verwandeln. Einige Beispiele für spielerische Lachtechniken sind: **das Ein-Meter-Lachen, das Milchshake-Lachen, das Diskussions-Lachen, das Handy-Lachen, das heiße Chinesen-Lachen, das scheue Japaner-Lachen, das aufschwingende Lachen, das tanzende Lachen, das Frühlingspuppen-Lachen** und so weiter.

Eine zwanzigminütige Sitzung ist eine perfekte Mischung aus angeregtem Lachen, tiefer Atmung und Dehnübungen. Eine Lachübung dauert zwischen 30 und 45 Sekunden. Nach jeder oder jeder zweiten Lachübung folgen zwei tiefe Atemzüge als Pause. Dadurch vermeidet man Überanstrengung und Müdigkeit. Manchmal werden anstelle der Atemübungen auch verschiedene Dehnübungen für Nacken, Schultern und Arme durchgeführt.

Die Ho-Ho-Ha-Ha-Übung

Die Sitzung beginnt mit der wärmenden Ho-Ho-Ha-Ha-Übung. Alle Teilnehmer beginnen, gemeinsam Ho-Ho Ha-Ha zu singen und dabei rhythmisch in die Hände zu klatschen: 1–2, 1–2–3 (Ho-Ho,

Ha-Ha-Ha). Das Lachen sollte seinen Ursprung in der Nabelgegend haben, so daß man die Bewegung der Unterleibsmuskulatur fühlen kann. Der Mund bleibt halb geöffnet. Während man Ho-Ho Ha-Ha singt, sollte man lächeln und herumgehen, um verschiedene Leute zu begrüßen, und ihnen dabei in die Augen schauen. Ständiges Umhergehen und begeistertes Klatschen tragen dazu bei, ein gutes Energieniveau aufzubauen (gemäß der Philosophie: Bewegung erschafft Gefühl).

Nach ein bis zwei Minuten des aufwärmenden Singens stellen sich die Mitglieder im Kreis auf und singen zweimal Ho-Ho und zweimal Ha-Ha, ohne dabei ein Geräusch zu machen. Während des Ho-Ho bewegen sich die Handflächen nach außen, als ob du etwas mit deinen Händen wegschieben würdest, und während des Ha-Ha werden die Hände umgedreht (zu deinem Körper hin) und nach innen bewegt. Die Gesamtdauer dieser Übung sollte 2–3 Minuten betragen.

Das tiefe Atmen

Die Sitzung beginnt, indem man einen tiefen Atemzug durch die Nase macht und gleichzeitig die Arme zum Himmel hebt. Das Einatmen sollte rhythmisch und in Übereinstimmung mit der Bewegung der Arme erfolgen. Man sollte die Lungen mit soviel Luft wie möglich füllen und dann den Atem vier Sekunden lang anhalten. Danach wird der Atem langsam und rhythmisch wieder ausgestoßen, indem man die ausgestreckten Arme in ihre normale Position zurückführt. Man kann durch die Nase oder aber, was noch besser ist, durch den Mund ausatmen, indem man die Lippen schürzt, so als ob man leise pfeifen würde. Dies entspricht einer Atemübung im Yoga (einer Form des *Pranayama*), bei der das Ausatmen fast doppelt so lange dauert wie das Einatmen.

Während der Atemübung kann der Moderator heilende und helfende Worte sprechen, wie beispielsweise „vergeben" während des Einatmens und „vergessen" während des Ausatmens. Andere Worte, die verwendet werden können, sind „leben" beim Einatmen und „leben lassen" beim Ausatmen. Die Lachclub-Mitglieder können weitere Schlagworte bilden, wie zum Beispiel „wir umsorgen" oder „wir dienen". Der Moderator spricht laut, während alle anderen Teilnehmer während des Atmens im Geist leise mitsprechen.

Das Begrüßungslachen

Wieder unter der Leitung des Moderators kommen die Mitglieder ein wenig näher zusammen und begrüßen sich gegenseitig mit einer bestimmten Geste. Dabei lachen sie mäßig laut und halten den Blickkontakt aufrecht, während sie gleichzeitig umhergehen und verschiedene Leute begrüßen. Man kann sich die Hände schütteln, sich dabei in die Augen schauen und leise lachen. Bei der indischen Form der Begrüßung werden beide Hände zusammengelegt (das *Namaste*-Lachen). Man kann sich auch mit dem *Aadaab*-Lachen begrüßen, bei dem man eine Hand näher an das Gesicht heranbringt (so, wie die Muslims sich gegenseitig begrüßen), oder man verbeugt sich aus der Hüfte heraus und lacht, während man seinem Nachbarn in die Augen schaut (die japanische Art). Je nach der Gegend oder dem Land, in dem man wohnt, gibt es viele verschiedene Formen der Begrüßung. Anschließend singt man 5–6mal das Ho-Ho, Ha-Ha und klatscht dabei in die Hände, gefolgt von zwei tiefen Atemzügen.

Das herzliche Lachen

Die erste Lachübung nach der Ho-Ho-Ha-Ha-Übung ist das herzliche Lachen. Bei allen Lachübungen gibt der Moderator den Befehl 1,2,3..., und alle beginnen gleichzeitig zu lachen. Dadurch werden Tempo und Wirkung wesentlich besser, als wenn einzelne Mitglieder zu unterschiedlichen Zeitpunkten lachen. Beim herzlichen Lachen wirft man die Arme hoch und lacht dabei herzhaft. Während des herzlichen Lachens sollten die Arme jedoch nicht die ganze Zeit über oben bleiben. Halte die Arme eine Weile oben, führe sie dann wieder nach unten und hebe sie erneut an. Am Schluß des herzlichen Lachens beginnt der Moderator, 5–6mal in die Hände zu klatschen und Ho-Ho,

Ha-Ha zu singen. Dies zeigt immer das Ende einer bestimmten Lachübung an. Darauf folgen zwei tiefe Atemzüge.

Das anerkennende Lachen

Dies ist ein wertbasiertes Lachen, bei dem der Moderator die Teilnehmer daran erinnert, wie wichtig es ist, andere anzuerkennen. Bei dieser Form des Lachens werden die Spitzen von Zeigefinger und Daumen zu einem kleinen Kreis zusammengelegt. Dann wird die Hand ruckweise vorwärts und rückwärts bewegt. Dabei schaut man verschiedene Teilnehmer an und lacht sanft, um zu zeigen, daß man seine Mitmenschen in der Gruppe anerkennt. Zum Abschluß erfolgt wieder das Singen von Ho-Ho Ha-Ha und das Klatschen in die Hände.

Das Ein-Meter-Lachen

Dieses Lachen ist sehr spielerisch, und es ahmt nach, wie wir einen imaginären Meter messen, indem wir eine Hand über den ausgestreckten Arm der anderen Seite bewegen und die Schulter strecken (als ob man mit Pfeil und Bogen schießen will). Die Hand wird ruckartig in drei Zügen bewegt, wobei man Ae..., Ae..., Aeee... singt und dann in Gelächter ausbricht, während man beide Arme ausstreckt, den Kopf ein wenig nach hinten wirft und aus dem Bauch heraus lacht. Die Messung erfolgt gedanklich zuerst auf der linken und dann auf der rechten Seite. Dieser Zyklus wird zweimal wiederholt. Die Leute mögen es, das Ae... Ae... auf abgehackte Weise zu singen.

Das Milchshake-Lachen

Eine Variante des Ein-Meter-Lachens, die wir kürzlich eingeführt haben, ist das Milchshake-Lachen. Die Teilnehmer werden gebeten, zwei imaginäre Gläser mit Milch oder Kaffee zu halten, und auf Anweisung des Moderators wird die Milch aus dem einen Glas in das andere gegossen, während man Aeee… singt. Dann wird die Milch in das erste Glas zurückgegossen, wobei man wieder Aeee… singt. Danach lachen alle, während sie eine Geste machen, als ob sie die Milch trinken würden. Dies wird viermal wiederholt, gefolgt von Händeklatschen und Ho-Ho, Ha-Ha-Ha.

Das Löwen-Lachen

Diese besondere Form des Lachens wurde von einer Yogahaltung abgeleitet, die als *Simha Mudra* (Löwenhaltung) bekannt ist. In der Löwenhaltung streckst du bei weit geöffnetem Mund deine Zunge soweit wie möglich heraus. Mit weit geöffneten Augen streckst du deine Hände aus wie die Tatzen eines Löwen und fauchst wie ein Löwe, gefolgt von einem Lachen, das tief aus deinem Bauch heraus kommt. Das Löwen-Lachen ist eine sehr gute Übung für Gesichtsmuskulatur, Zunge und Kehle. Es baut Hemmungen ab und ist gut für die Immunkraft der Kehle. Außerdem verbessert es die Versorgung der Schilddrüse mit Blut.

Das stille Lachen mit weit geöffnetem Mund

Bei dieser Form des Lachens wird der Mund so weit wie möglich geöffnet, und die Teilnehmer lachen, während sie sich gegenseitig anschauen und verschiedene Gesten machen. Sie können sich gegenseitig ihre Handinnenflächen zeigen oder den Kopf und manchmal auch die Hände schütteln. Das stille Lachen sollte mit schnellen Bewegungen der Unterleibsmuskulatur erfolgen, wie es auch beim spontanen Lachen der Fall ist. Es sollte kein länger andauerndes, zischendes Geräusch sein, das künstlich wirkt.

WICHTIG: Beim lautlosen Lachen sollte man nicht zuviel Kraft aufwenden oder sich zu sehr anstrengen. Es kann schädlich sein, wenn der Druck im Unterleib unnötig erhöht wird. Man sollte eher versuchen, Gefühle zum Ausdruck zu bringen, statt zu große Kraft anzuwenden.

Das summende Lachen mit geschlossenen Lippen

Bei dieser Form des Lachens sind die Lippen geschlossen, und man versucht, zu lachen, indem man ein summendes Geräusch macht, das im ganzen Schädel schwingt. Die Teilnehmer können sich dabei anschauen und einige Gesten machen, um sich gegenseitig zu motivieren. Sie können sich auch gegenseitig die Hände schütteln oder während des Lachens andere spielerische Gesten machen. Manche bezeichnen es auch als Tauben-Lachen.

VORSICHT: Man sollte nicht versuchen, bei absichtlich geschlossenem Mund lautlos zu lachen. Dadurch kann der Druck in der Bauchhöhle übermäßig ansteigen, was schädlich sein kann.

Das aufschwingende Lachen

Dies ist eine interessante Form des Lachens, denn sie ist sehr spielerisch. Alle Mitglieder gehen zwei Meter zurück, um den Kreis zu vergrößern. Auf Anweisung des Moderators kommen alle nach vorne, singen dabei Ae Ae- Aeeee…, heben gleichzeitig die Hände und brechen in Lachen aus. Sie treffen sich in der Mitte und winken mit den Händen. Anschließend gehen sie wieder in ihre Ausgangsposition zurück. Beim zweiten Mal kommen sie nach vorne, singen Oh-Oooooo… und brechen in Lachen aus. In gleicher Weise singen sie beim dritten und vierten Mal Eh- Eh… E und Oh- Oh… O… Dabei kann man gut beobachten, daß viele Menschen sich wie Kinder benehmen und den Spaß genießen.

Das Handy-Lachen

Dieses Lachen ist auch als das Mobiltelefon-Lachen bekannt. Es ist sehr amüsant und spielerisch. Die Teilnehmer halten ein imaginäres Mobiltelefon und versuchen zu lachen, während sie verschiedene Gesten machen und in der Gruppe umhergehen, um verschiedene Leute zu treffen. Dabei lachen sie, als hätten sie an diesem Lachen Freude. Das Mobiltelefon-Lachen kann auch in Form von zwei Gruppen stattfinden, die sich gegenüberstehen. Auf Befehl des Moderators gehen beide Gruppen aufeinander zu und aneinander vorbei, während sie lachen und das Mobiltelefon halten. Falls erforderlich, können die beiden Gruppen wieder in ihre Ausgangspositionen zurückkehren. Während sie aneinander vorbeigehen, müssen die Mitglieder sich gegenseitig anschauen und lachen.

Das Diskussions-Lachen

Das Diskussions-Lachen ist ein konkurrierendes Lachen zwischen zwei Gruppen, die durch einen Zwischenraum voneinander getrennt sind. Die beiden Gruppen schauen sich gegenseitig an und beginnen zu lachen, indem sie mit dem Zeigefinger auf die Mitglieder der anderen Gruppe zeigen. Normalerweise stehen die Frauen auf der einen und die Männer auf der anderen Seite. Auch dieses Lachen ist sehr unterhaltsam und amüsant.

Das Verzeihungs-/Entschuldigungs-Lachen

Auf das Diskussions-Lachen folgt sofort das Verzeihungs-Lachen. Die Botschaft dieses Lachens ist, daß du dich entschuldigen mußt, wenn du mit jemandem streitest, und daß es sehr wichtig ist, zu sagen, daß es dir leid tut. Beim Entschuldigungs-Lachen kreuzen die Teilnehmer ihre Arme vor der Brust, ergreifen ihre Ohrläppchen, beugen das Knie und lachen.

Das aufsteigende Lachen

Dieses Lachen wird am Ende der Sitzung geübt. Alle Mitglieder werden gebeten, näher an den Moderator heranzukommen. Das aufsteigende Lachen beginnt, indem man zu lächeln anfängt und die anderen dabei anschaut. Der Moderator fügt langsam ein leises Kichern hinzu. Andere machen es ihm nach und beginnen ebenfalls zu kichern.

Langsam steigt die Intensität des Lachens weiter an, und dann brechen die Mitglieder nach und nach in herzliches Lachen aus. Dieses dauert ungefähr eine Minute lang. Es ist sehr erfrischend und ansteckend.

Das Herz-zu-Herz-Lachen (Vertrautheits-Lachen)

Dieses Lachen sollte ganz zum Schluß geübt werden. Alle Teilnehmer nähern sich, fassen einander an den Händen und lachen mit mitfühlendem Blickkontakt. Wenn man möchte, kann man sich gegenseitig die Hände schütteln oder sich umarmen. Diese Form des Lachens wird auch als Vertrautheits-Lachen bezeichnet. In konservativen Gemeinschaften können Damen und Herren es auch in getrennten Gruppen praktizieren.

Abschließende Technik
(positive Affirmation und Gebet für den Weltfrieden)

Am Schluß der Sitzung werden drei Losungen laut gerufen. Der Moderator liefert das erste Stichwort, indem er sagt: „Wir sind die glücklichsten Menschen auf der Welt." Alle heben ihre Arme und sagen: „Jaaaa." „Wir sind die gesündesten Menschen auf der Welt!" „Jaaaa." „Wir sind Lachclub-Mitglieder!" „Jaaaa." Anschließend strecken alle Mitglieder ihre Arme zum Himmel und schließen die Augen, um für den Weltfrieden zu beten. Dieses Stehen in der Stille sollte ungefähr 30 Sekunden bis eine Minute lang dauern.

Übungen für Nacken und Schultern

Da nach Abschluß der ersten Runde eine gewisse Ermüdung eintritt, sollten die Mitglieder eine Pause machen, ehe sie mit der zweiten Runde beginnen. Während dieser Zeit können Übungen für Nacken und Schultern durchgeführt werden. Sie wurden in den Ablauf integriert, weil bei vielen älteren Menschen Bandscheibenschäden, ein steifer Nacken und unbewegliche Schultergelenke zu den am weitesten verbreiteten Beschwerden gehören.

Grundsätzliche Richtlinien für eine Lachsitzung

1. Alle Teilnehmer beginnen gleichzeitig zu lachen, wenn der Moderator den Befehl „1,2... jetzt" gibt.
2. Die Teilnehmer sollten nicht zu weit voneinander entfernt stehen. Blickkontakt ist der Schlüssel, um auch ohne Witze lachen zu können. Bei jeder Lachübung sollten alle Teilnehmer einen guten Blickkontakt zu ihren Nachbarn aufrechterhalten.
3. Wende beim Lachen nicht zu viel Kraft auf, es sollte eher ein Fühlen und Genießen des Prozesses sein.
4. Man sollte versuchen, sich frei wie ein Kind zu fühlen, und spaßige Gesten machen, um die anderen zum Lachen zu bringen.

Die Lach-Meditation: Bei den Yoga-Lachübungen bemühen wir uns, in einer Gruppe zu lachen, was sehr bald ansteckend wirkt. Die Lach-Meditation ist ein Zustand des Geistes, in dem man sich nicht mehr um das Lachen bemühen muß, sondern in dem das Lachen ganz ohne Grund aus einem herausfließt wie aus einer Quelle. Um diesen meditativen Zustand des Lachens zu erreichen, muß man sich auf den Boden setzen und sich auf dynamische Atemübungen konzentrieren. Danach muß man still sitzenbleiben und den Blickkontakt zu den anderen Mitgliedern der Gruppe aufrechterhalten. Dann tritt das Lachen langsam und spontan in Erscheinung. Diese Meditation kann nicht im Freien durchgeführt werden. Man braucht einen stillen Platz in einem Raum, in dem man ohne größere Störungen sitzen kann. Die Lach-Meditation kann während unserer Seminare und Workshops erlernt werden.

15 Schritte: Das neue Modell für eine Lachtherapie-Sitzung

Dauer: 20–30 Minuten (maximal). Jede Lachübung sollte ungefähr 30–40 Sekunden dauern, gefolgt von Händeklatschen und der Ho-Ho-Ha-Ha-Übung. Atme nach jedem Lachen zweimal tief durch.

Schritt 1: Händeklatschen im Rhythmus 1–2... 1–2–3 und gleichzeitiges Singen Ho-Ho... Ha-Ha-Ha.

Schritt 2: Tiefes Atmen: Einatmen durch die Nase und verlängertes Ausatmen (mit heilenden Worten: vergeben und vergessen; leben und leben lassen) (5mal).

Schritt 3: Schulter-, Nacken- und Dehnübungen (jeweils 5mal).

Schritt 4: **Herzliches Lachen:** Man lacht, indem man beide Arme zum Himmel hebt und den Kopf dabei ein wenig nach hinten neigt. Fühle dich, als ob das Lachen unmittelbar aus deinem Herzen käme.

Schritt 5: **Begrüßungslachen:** Man legt die Hände zusammen und begrüßt sich auf indische Weise (Namaste), oder man schüttelt sich (auf westliche Art) die Hände. Dies sollte in Gruppen von mindestens 4–5 Teilnehmern geschehen.

Schritt 6: **Anerkennendes Lachen:** Man legt Daumen und Zeigefinger zusammen, so daß sie einen kleinen Kreis bilden, und macht Gesten, als würde man die anderen Mitglieder der Gruppe würdigen oder anerkennen, wobei man gleichzeitig lacht.

Schritt 7: **Ein-Meter-Lachen:** Man bewegt eine Hand über den ausgestreckten Arm der anderen Seite und streckt die Schulter (wie man sich dehnt, um mit Pfeil und Bogen zu schießen). Die Hand wird ruckartig in drei Zügen bewegt, wobei man Ae..., Ae..., Aeee... singt. Dann brechen alle Teilnehmer in Gelächter aus, strecken dabei beide Arme aus, werfen den Kopf ein wenig nach hinten und lachen aus dem Bauch heraus (4mal wiederholen).

Milchshake-Lachen (eine Variante): Du hältst zwei imaginäre Gläser mit Milch oder Kaffee, und auf Anweisung des Moderators gießt du die Milch aus dem einen Glas in das andere, während du Aeee… singst. Dann gießt du die Milch in das erste Glas zurück, wobei du wiederum Aeee… singst. Danach lachen alle, während sie so tun, als würden sie Milch trinken (4mal wiederholen).

Schritt 8: **Stilles Lachen ohne Geräusch:** Du öffnest deinen Mund weit und lachst, ohne ein Geräusch zu machen. Dabei schaust den anderen in die Augen und machst ein paar spaßige Gesten.

Schritt 9: **Summendes Lachen mit geschlossenem Mund:** Das ist ein Lachen mit geschlossenem Mund und einem summenden Geräusch. Während du summst, gehst du in der Gruppe umher und schüttelst verschiedenen Teilnehmern die Hände.

Schritt 10: **Aufschwingendes Lachen:** Die ganze Gruppe steht in einem Kreis und bewegt sich auf dessen Mitte zu, wobei sie Aee… Ooo… Eee… Uuu… singt.

Schritt 11: **Löwen-Lachen:** Bei diesem Lachen wird die Zunge so weit wie möglich herausgestreckt. Die Augen sind weit geöffnet, und die Hände sind wie die Krallen eines Löwen ausgestreckt. Das Lachen kommt aus dem Bauch.

Schritt 12: **Handy-Lachen:** Halte ein imaginäres Mobiltelefon und versuche zu lachen, während du verschiedene Gesten machst und in der Gruppe umhergehst, um verschiedene Leute zu treffen.

Schritt 13 A: **Diskussions-Lachen:** Lache und zeige dabei mit dem Finger auf verschiedene Mitglieder der Gruppe, so als würdest du diskutieren.

Schritt 13 B: **Verzeihungs-/Entschuldigungs-Lachen:** Unmittelbar nach dem Diskussions-Lachen faßt du deine beiden Ohrläppchen und lachst, während du deinen Kopf (auf indische Art) schüttelst. Du kannst auch beide Handflächen nach oben heben und lachen, so als wolltest du dich entschuldigen.

Schritt 14: **Aufsteigendes Lachen:** Das aufsteigende Lachen beginnt mit einem Lächeln in deinem Gesicht. Langsam fügst du leises Kichern hinzu, und die Intensität des Lachens nimmt weiter zu. Dann brechen alle Mitglieder nach und nach in ein herzliches Lachen aus, das langsam wieder weniger wird und dann aufhört.

Schritt 15: **Herz-zu-Herz-Lachen (Vertrautheits-Lachen):** Nähert euch einander, haltet eure Hände und lacht. Wenn man sich wohl dabei fühlt, kann man sich auch gegenseitig die Hände schütteln oder sich umarmen.

Abschluß-technik: Rufen der 3 Losungen: „Ich bin der glücklichste Mensch auf dieser Welt.“ J...A...A.... „Ich bin der gesündeste Mensch auf dieser Welt.“ J...A...A. . „Ich bin ein Lachclub-Mitglied.“ J...A...A....

Besonders wichtig: Zum Schluß der Sitzung sollten sich alle Mitglieder eine Minute lang mit geschlossenen Augen hinstellen und mit nach oben gestreckten Armen für den Weltfrieden beten.

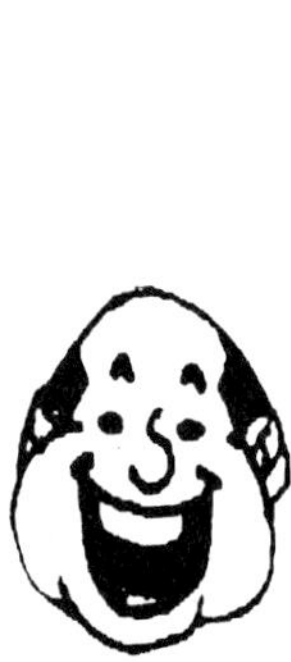

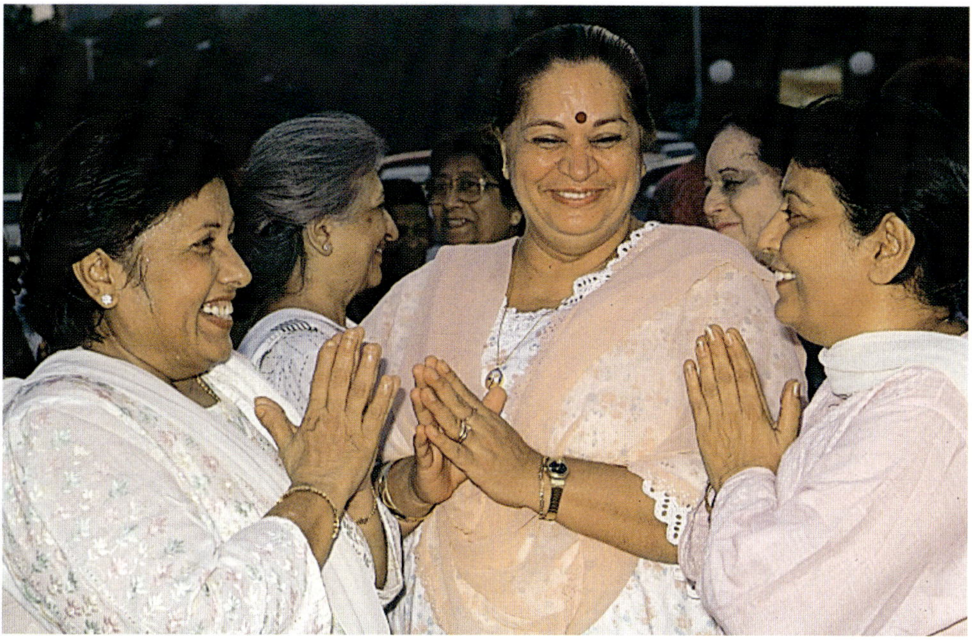

Begrüßungslachen (Namaste-Lachen): Legt die Hände zusammen, schaut den anderen in die Augen und lacht sanft.

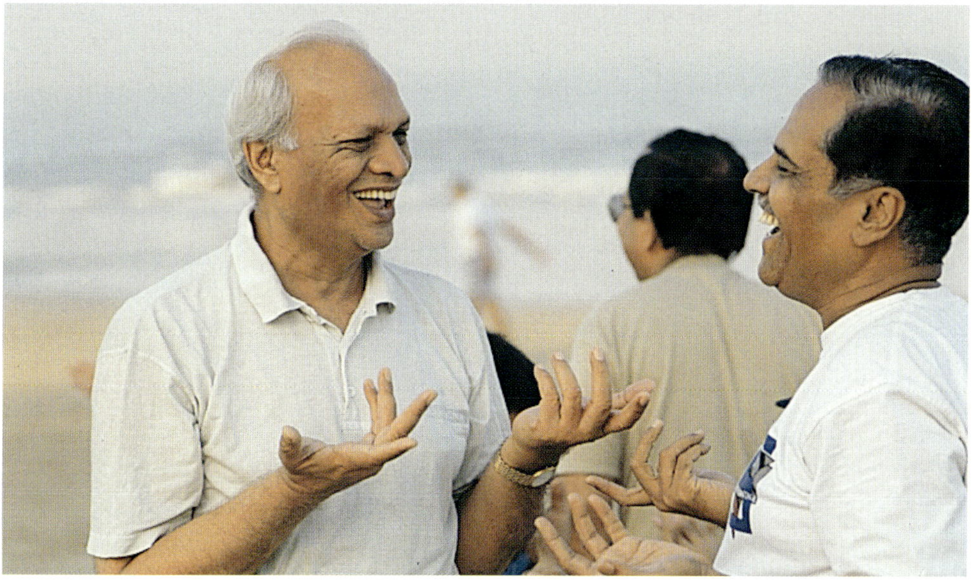

Gemäßigtes Lachen: Schaue deinem Nachbarn die ganze Zeit in die Augen und lache dabei sanft.

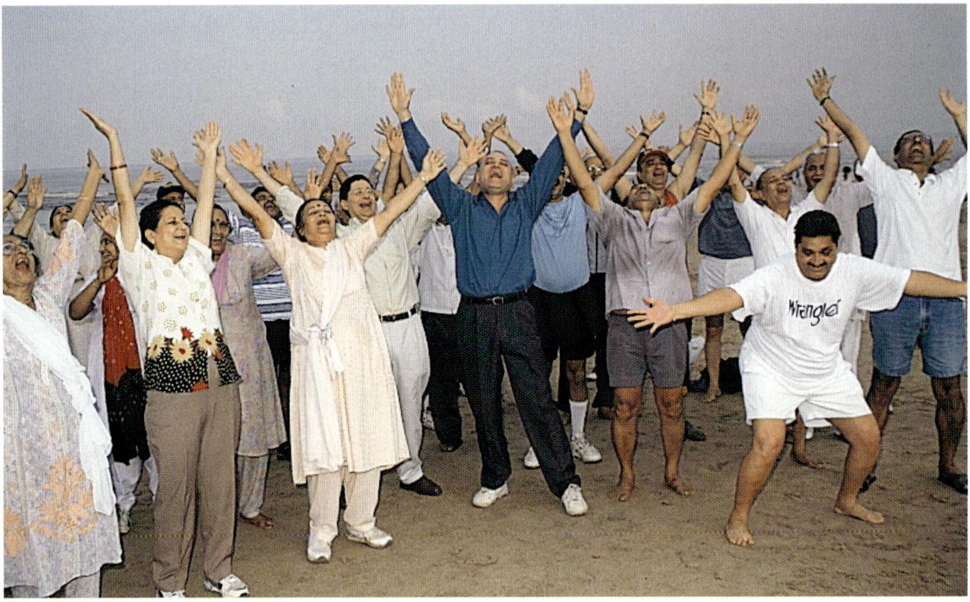

Beim „herzlichen Lachen" streckt man seine Arme nach oben und versucht, aus dem Grunde seines Herzens heraus zu lachen. Die Lachübung dauert 30 – 45 Sekunden, gefolgt von tiefer Atmung.

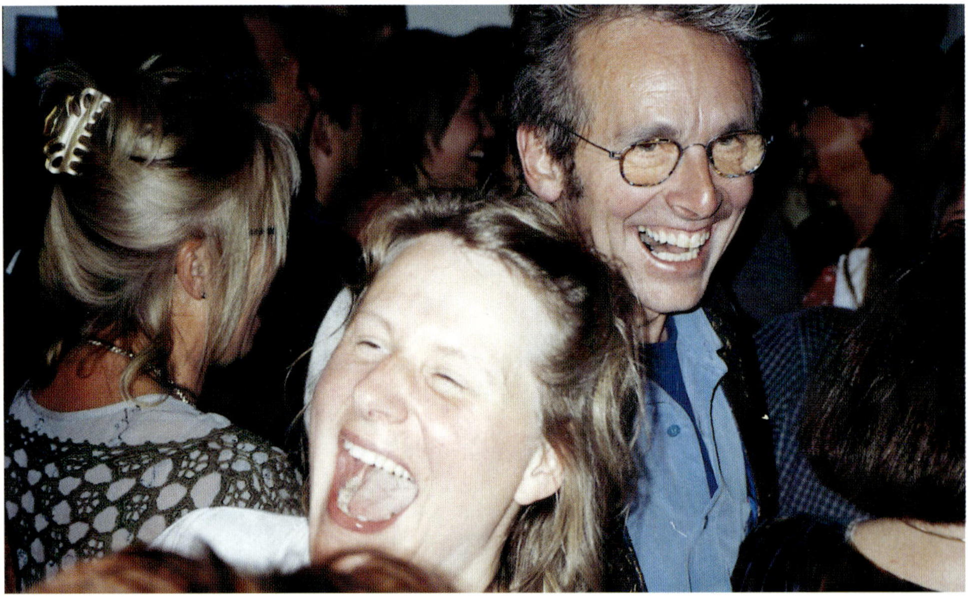

Herzliches Lachen bei einer Lachsitzung in Kopenhagen.

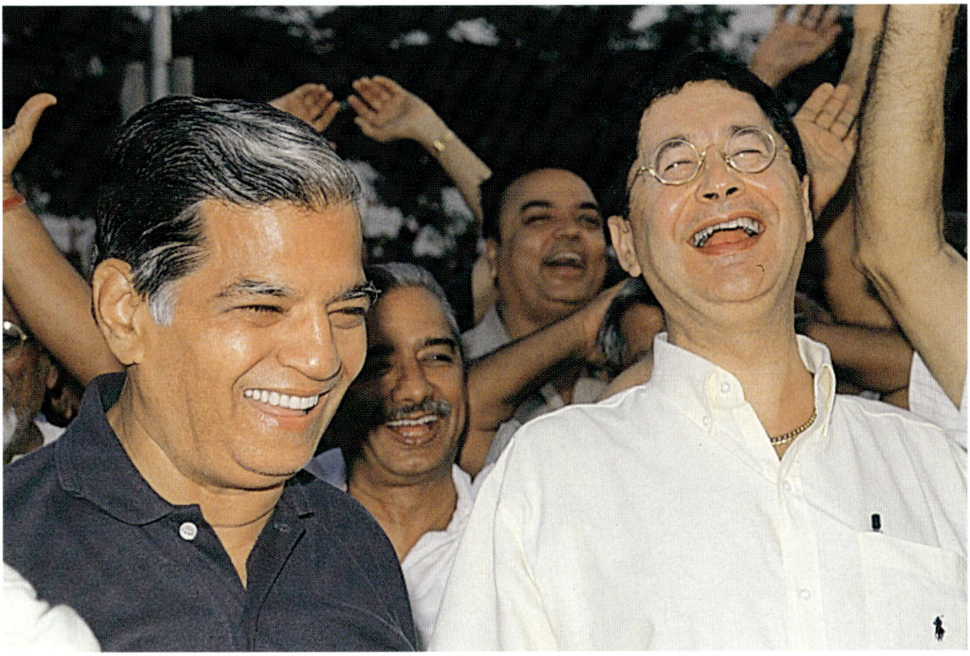

Stilles Lachen: Öffne deinen Mund weit und lache, ohne ein Geräusch zu machen. Wenn du dabei den anderen ins Gesicht schaust und mit den Händen gestikulierst, macht das die Sache noch interessanter.

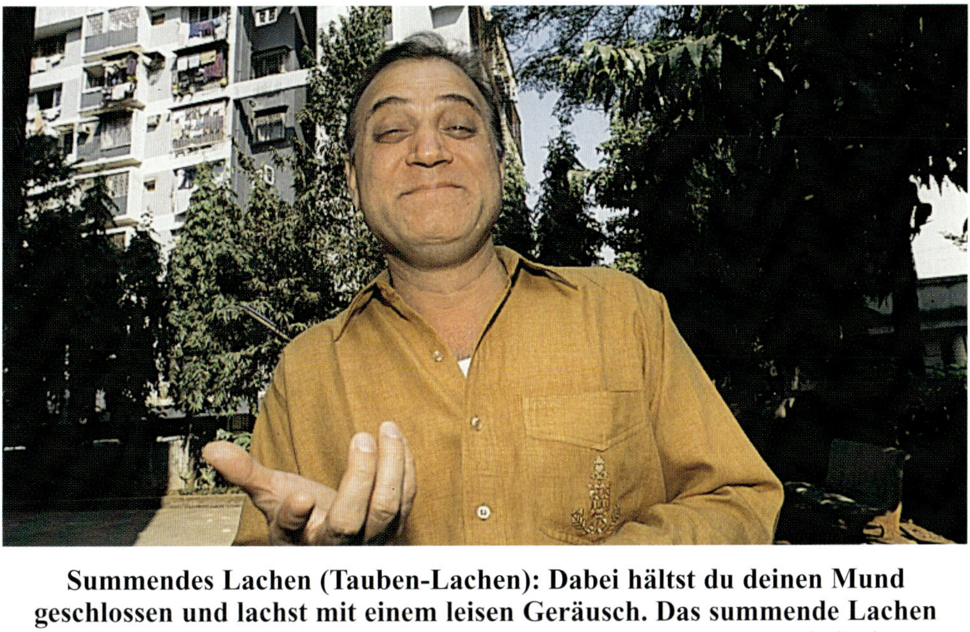

Summendes Lachen (Tauben-Lachen): Dabei hältst du deinen Mund geschlossen und lachst mit einem leisen Geräusch. Das summende Lachen wird auch als Kopf-Lachen bezeichnet, weil es in deinem Kopf vibriert. Außerdem ist es eine gute Physiotherapie für den Brustbereich.

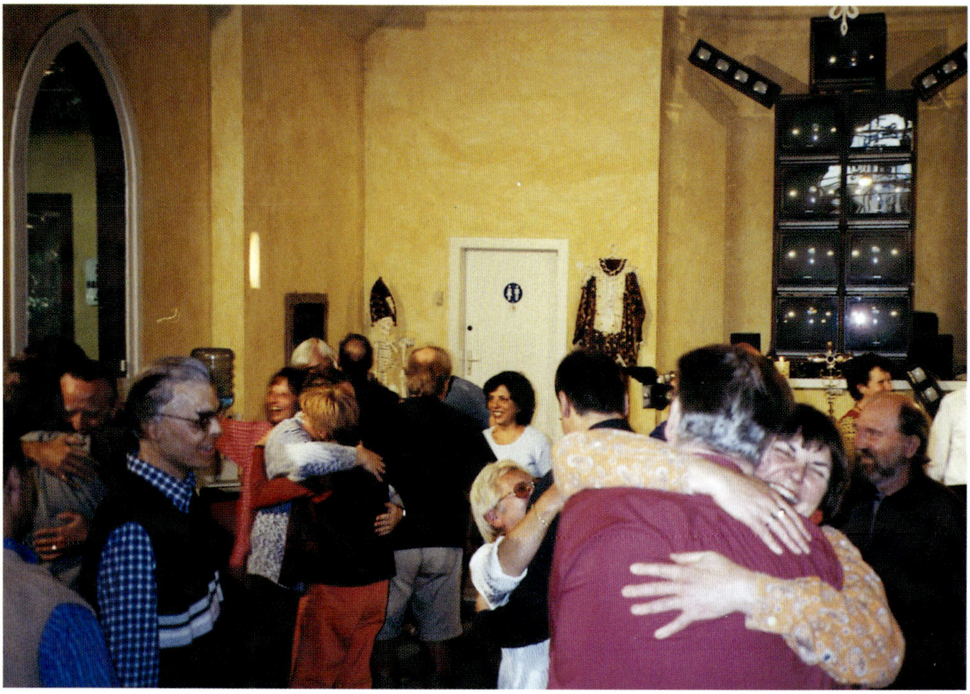

„Herz zu Herz“ – Lachen während eines Workshops in Wiesbaden.

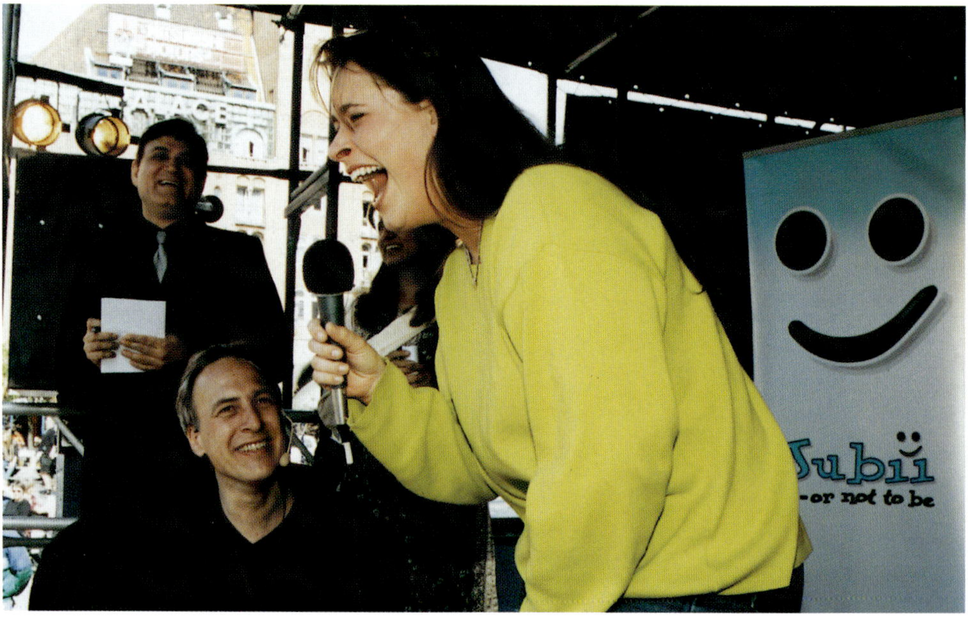

Gewinnerin bei einem Lachwettbewerb in Kopenhagen.

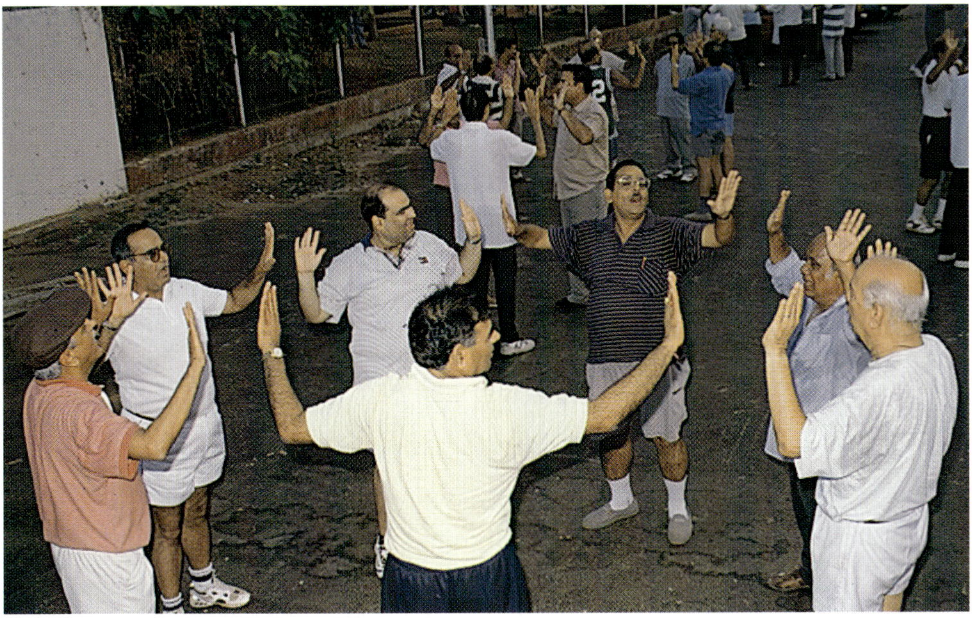

Eine andere Variante der Ho-Ho-Ha-Ha-Übung kann in kleinen Gruppen durchgeführt werden, wobei man sich gegenseitig auf die Hände schlägt.

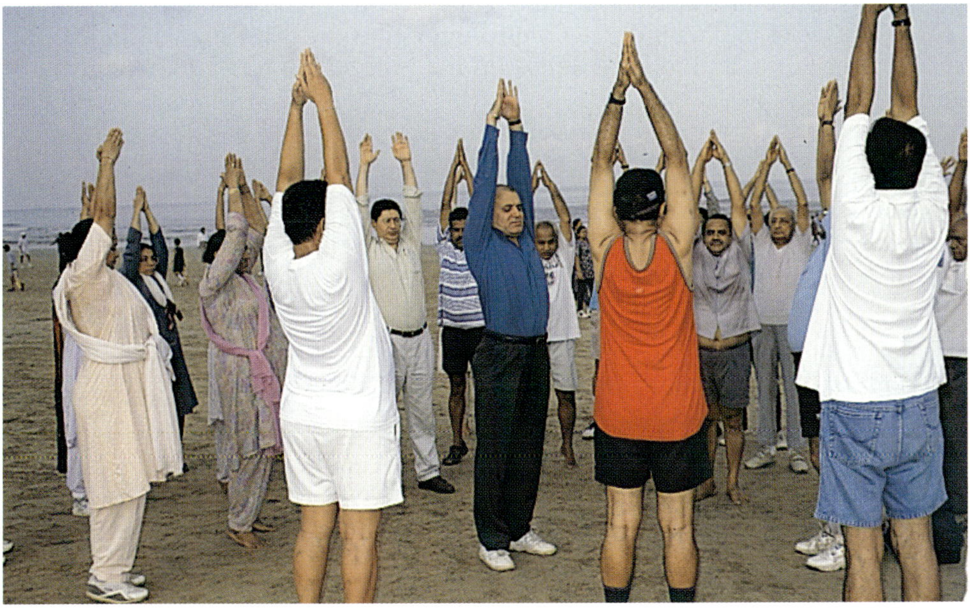

Atme tief ein, während du deine Hände zum Himmel streckst, halte den Atem drei Sekunden lang an und lasse ihn dann entweichen. Wiederhole dies fünfmal.

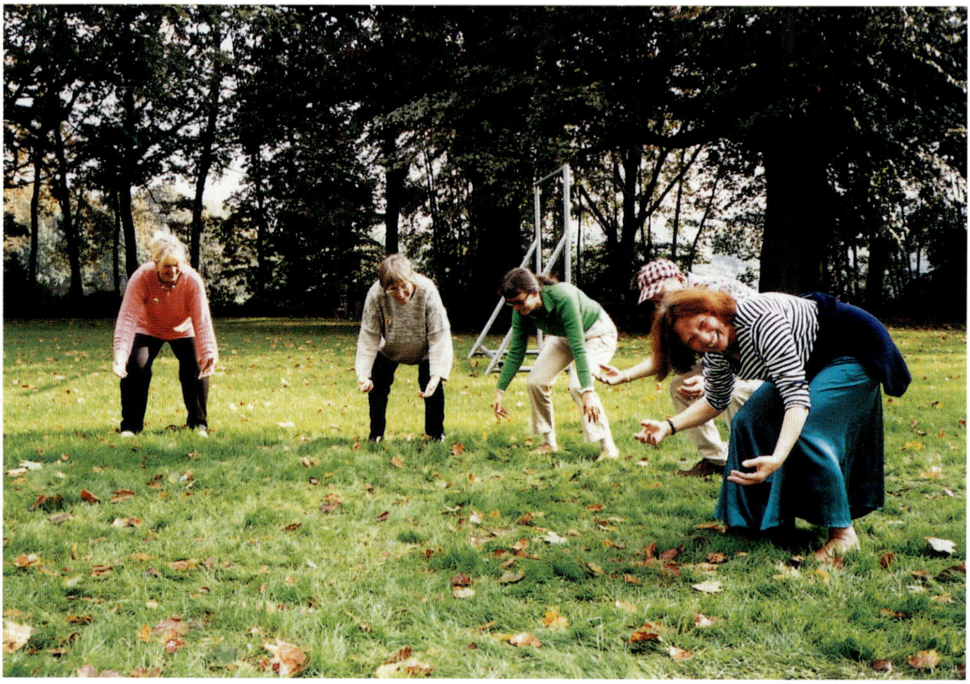

Aufschwingendes Lachen: Verteilt euch in einem Kreis von ungefähr 2-3 Metern Größe und nehmt das Lachen aus der Höhe der Knie auf, indem ihr Aeeee.... singt und euch dabei auf die Mitte des Kreises zu bewegt.

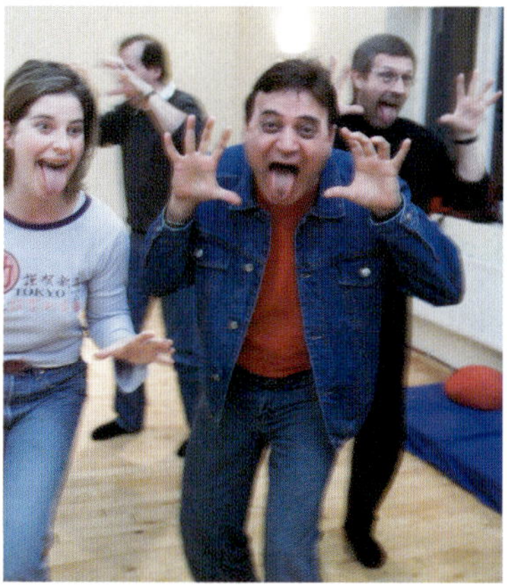

Löwen-Lachen: Strecke deine Zunge so weit wie möglich heraus, und halte deine Hände wie die Tatzen eines Löwen. Fauche zuerst wie ein Löwe und lache anschließend. Dadurch werden deine Gesichtsmuskeln gedehnt, und es ist sehr gut für die Halsmuskulatur und die Schilddrüse. Außerdem kommt das Lachen unmittelbar aus deinem Bauch.

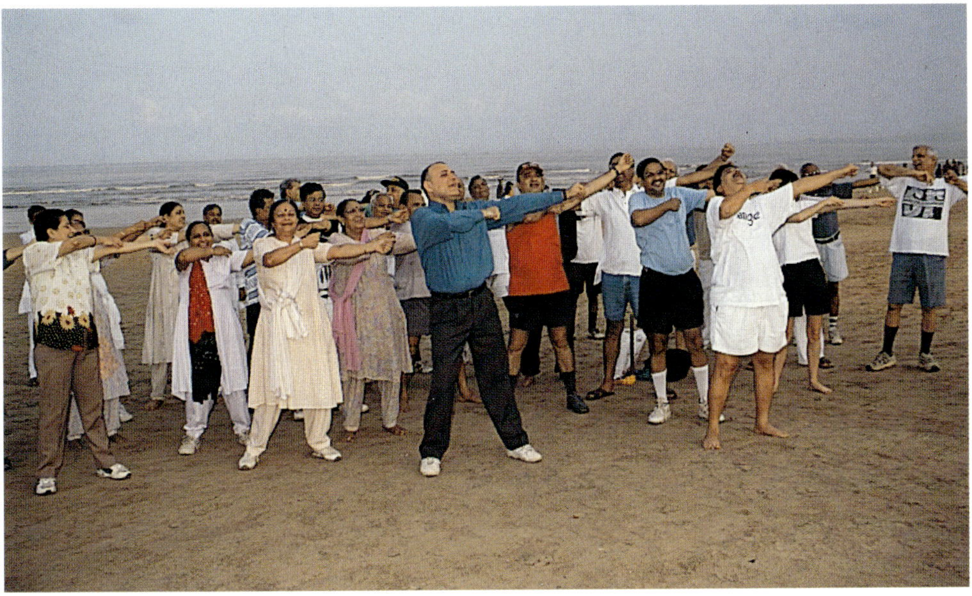

Ein-Meter-Lachen: Ein imaginärer Meter wird gemessen, indem die Arme ausgestreckt werden und man Aee... Aeee singt.

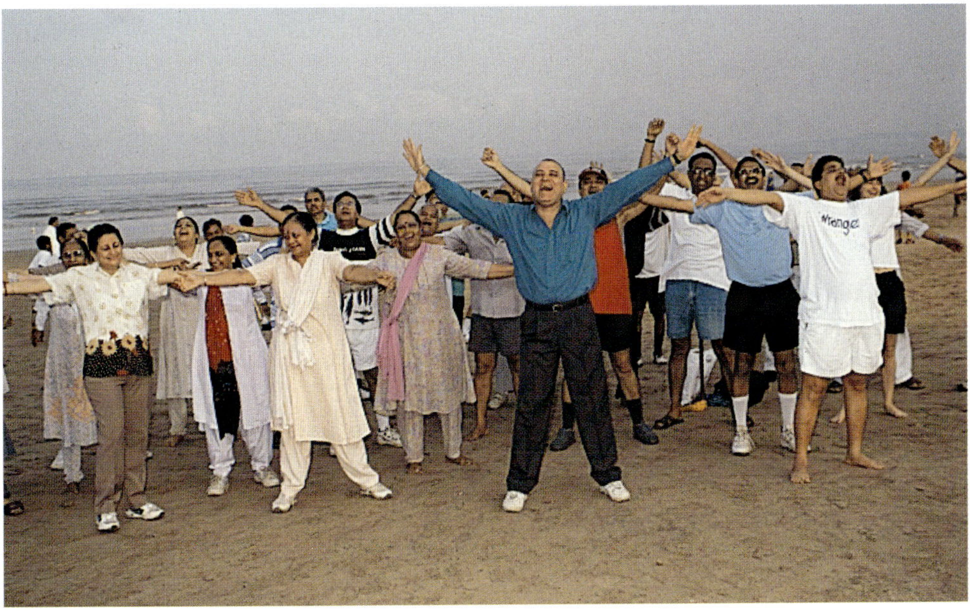

Ein-Meter-Lachen (Endposition): Aee... Aee... Aee... Ha Ha Ha Ha Ha.

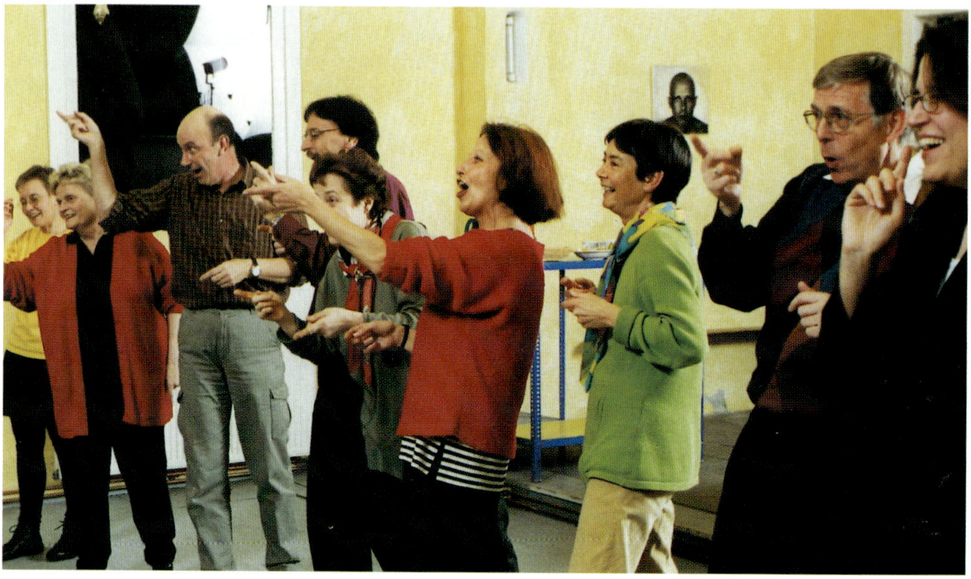

Diskussions-Lachen der Mitglieder des Lachclubs in Wiesbaden.

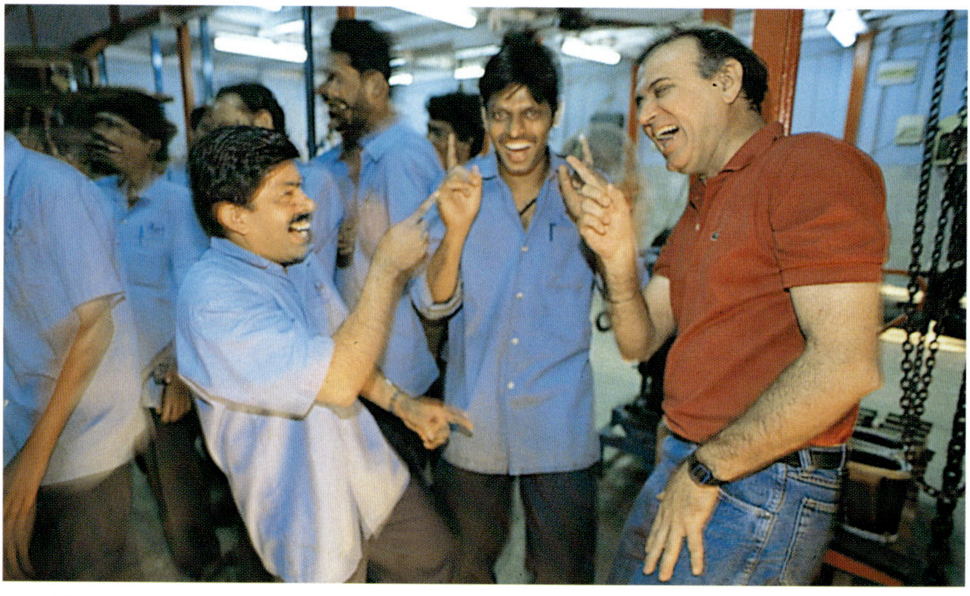

Wenn du versuchst, mit deinen Kollegen und Untergebenen an deinem Arbeitsplatz zu lachen, dann wird das Leben danach nie wieder dasselbe sein. Es wird die zwischenmenschlichen Beziehungen verbessern.

7. Kapitel
Die Übungen in einem Lachclub

Die meisten Menschen, die in einer Stadt leben, sitzen sehr viel. Selbst für kurze Entfernungen benutzen sie das Auto. Manchmal staune ich, wenn ich sehe, daß sie länger als fünf Minuten warten, nur um mit dem Aufzug dann nicht höher als in den ersten oder zweiten Stock zu fahren. Sie erwarten, daß ihr Chauffeur mit dem Auto bis unmittelbar vor die Tür fährt. All dies sind Anzeichen für eine mangelnde Motivation, sich körperlich zu betätigen. Das macht es schwer, ein Übungsprogramm konsequent durchzuhalten, denn nach einer gewissen Zeit langweilt man sich und hört wieder auf. Als Arzt behandle ich sehr viele Patienten wegen ihrer Schmerzen, Bandscheiben- und Gelenkerkrankungen, Rückenschmerzen und steifen Gelenke mit einer ganzen Reihe unterschiedlicher Schmerzmittel. Ich bin davon überzeugt, daß all diese Probleme durch regelmäßiges Üben beseitigt werden können. Ich selbst gehöre einer Bauernfamilie an. Während meiner Kindheit auf dem Land sah ich Menschen Tag und Nacht arbeiten und auf den Feldern große Entfernungen zu Fuß zurücklegen. Sie haben sich nur selten über Schmerzen beklagt. Sie aßen große Mengen an gesättigten Fetten und Milchprodukten, und doch kamen Krankheiten wie Bluthochdruck und Verengung der Herzkranzgefäße nur sehr selten vor. Meine Großmutter muß in ihrem Leben Tonnen von Öl geschluckt haben, und als sie starb, war sie 104 Jahre alt. Ich glaube, daß die Menschen ihre gute Gesundheit bewahrten, weil sie sich sehr viel bewegten, da dies Teil ihrer Routine war.

Das Einführen von körperlichen Übungen (diese werden später noch ausführlicher beschrieben) und das tiefe Atmen zwischen den einzelnen Lachübungen hatten den gewünschten Effekt. Einige Teilnehmer, die unter steifen Schultergelenken und einem steifen Nacken litten, brauchten ihre Schmerzmittel nicht länger zu nehmen. Manche gehen sogar so weit zu sagen, daß die Übungen ihnen noch mehr geholfen haben als das Lachen. Und ich habe bisher noch nicht gehört, daß sich jemand wegen Langeweile beklagt hätte, wahrscheinlich wegen des Lachens vor und nach den Übungen.

Gehen und Lachen

Einige Menschen haben angemerkt, daß die meisten Lachclubs sich an Orten zu befinden scheinen, die häufig von morgendlichen Spaziergängern aufgesucht werden. Das ist wahr. Als ich darüber nachdachte, die Lachclubs ins Leben zu rufen, konnte ich mir keinen besseren Ort vorstellen als einen öffentlichen Park, in dem die Leute ihren Morgenspaziergang unternehmen.

Ich dachte, daß morgendliche Spaziergänger, da sie gesundheitsbewußt sind, alles tun würden, was zu einer guten Gesundheit beiträgt. Das sind die Leute, die ohnehin jeden Tag da sind. Man muß sie zum Lachen nicht extra zusammenrufen. Rückblickend scheint mir, daß die Auswahl der öffentlichen Parks für die Gründung der Lachclubs genau richtig war und wesentlich zum Erfolg der Lachbewegung beigetragen hat. Hätte ich in den Anfangstagen der Lachclubs die Leute extra zu einer Lachsitzung einladen müssen, dann glaube ich nicht, daß viele regelmäßig erschienen wären. Die morgendlichen Spaziergänger genossen bereits die Segnungen ihres Spaziergangs, und sie hatten nichts dagegen, mit dem Lachen zu experimentieren. Für sie war es, als hätte ihr morgendlicher Spaziergang noch zusätzlich an Wert gewonnen. Es hat sich gezeigt, daß die Kombination aus Gehen und Lachen perfekt ist. Mit Einführung der Lachclubs begannen die, die nicht regelmäßig spazierengingen, dies täglich zu tun, und sie fehlten nicht einen einzigen Tag. Und die, die nur zum Lachen kamen, konnten im großen und ganzen der Kombination nicht widerstehen.

Übungen für die Gesichtsmuskulatur

Es gibt nur sehr wenige Übungen, die für die Gesichtsmuskulatur entwickelt wurden. Durch das ständige Stirnrunzeln bildet die Haut Falten. Verschiedene Formen des Lachens tragen dazu bei, die Gesichtsmuskulatur zu kräftigen. Lachen verbessert auch die Blutversorgung der Haut im Gesicht und bringt sie zum Leuchten. Durch das Dehnen der Gesichtsmuskeln ziehen sich die Tränensäcke zusammen. Dadurch treten Tränen in die Augen, die einen dünnen Film bilden, und die Spiegelung des Lichts in diesem Film führt zu einem leuchtenden Punkt in den Augen.

Andere Übungen

Nach dem Ende der Lachsitzung machen viele Teilnehmer, die Zeit dafür haben, Augenübungen oder Yoga-Atemübungen, oder sie singen *Mantras* (religiöse Hymnen). Die Lachgruppen sind sehr aktiv geworden und haben damit begonnen, Yoga-Camps, Meditationskurse, Gesundheitsforen und Lerngruppen für Akupressur zu organisieren. Dies alles geschieht, weil sie in der Lage sind, eine gemeinsame Plattform zu nutzen – den Lachclub.

Übungen für Hals und Nacken

Nackenschmerzen sind heutzutage ein weit verbreitetes Leiden. Durch Streß, eine schlechte Haltung, weiche Betten oder zu viele Kissen verkrampfen sich die Muskeln um Nacken und Schultern. Yoga legt sehr viel Wert auf Übungen für Hals und Nacken, denn alle wichtigen Nerven und das Rückenmark laufen durch den Hals und steuern den gesamten Körper. Auch größere Blutgefäße laufen durch den Hals und versorgen das wichtigste Organ des Körpers – das Gehirn – mit Blut.

Daher ist der Hals wie eine Brücke zwischen Gehirn und Körper. Die folgenden Übungen für Hals und Nacken werden täglich zwischen den einzelnen Lachübungen durchgeführt. Indem man den Hals nach links und rechts bewegt, wird zumindest einige Sekunden lang eine angenehme Dehnung aufrechterhalten. Der Hals wird zuerst von links nach rechts und dann auf- und abwärts bewegt. Wer an zervikalen Bandscheiben- oder Gelenkserkrankungen leidet, sollte das Kinn nicht nach unten bewegen, sondern nur aufwärts und zurück in die Normalstellung. Zum Schluß beschreibt der Hals einmal einen vollen Kreis, zuerst von der linken und dann von der rechten Seite aus.

Vorsicht: Ältere Menschen, die sich während der Nackenübungen schwindlig und unwohl fühlen, dürfen diese Übungen nicht durchführen und sollten sich von einem qualifizierten Arzt untersuchen lassen. Sehr viele Menschen, die an zervikalen Gelenk- und Bandscheibenerkrankungen oder Nackenschmerzen leiden, haben von dieser Übung profitiert, denn durch das Üben in der Gruppe üben auch sie regelmäßig.

Übungen für die Schultern

Lege deine Fingerspitzen auf beide Schultern, so daß die Ellbogen gerade nach vorn zeigen, und bewege diese dann langsam jeweils fünfmal in einem Kreis von hinten nach vorn (entgegen dem Uhrzeigersinn) und von vorn nach hinten (im Uhrzeigersinn). Diese Übung bewirkt eine fließende Bewegung der Schultergelenke. Durch langes Sitzen, Streß oder Diabetes haben viele Menschen ab einem bestimmten Alter häufig steife Schultergelenke. Diese Übung wirkt dagegen sowohl vorbeugend als auch heilend.

Dehnübungen

Verschränke die Finger ineinander, beuge dich aus der Hüfte heraus ein wenig vor, hebe beide Hände, während du gleichzeitig lang und tief einatmest, strecke beide Arme über deinem Kopf aus, drehe die Handflächen nach außen, strecke deinen Körper ganz durch und beuge dich ein wenig nach hinten. Diese Dehnübung verhindert, daß der Körper steif wird. Sie dehnt die Muskeln des vorderen Bereichs deines Körpers, hält die Wirbelsäule gerade und entspannt die Muskeln des gesamten hinteren Teils deines Körpers. Sie kann 2–3mal wiederholt werden.

Die drei oben beschriebenen Übungen gehören zum Standardprogramm jedes Lachclubs. Wahlweise gibt es noch einige andere Übungen, aus denen ein Club wählen kann, vorausgesetzt, daß die Zeit es erlaubt.

Dauer

Damit das Lachen nicht zu kurz kommt, sollten die Übungen während einer Lachsitzung insgesamt nicht länger als fünf bis sieben Minuten in Anspruch nehmen. Sie können zu Beginn der Lachsitzung durchgeführt werden, während die Mitglieder sich versammeln, oder zwischen einzelnen Lachübungen, um so eine Pause einzufügen, oder aber auch in der Halbzeit der Sitzung. Dies kann jede Gruppe so entscheiden, wie es ihr am angenehmsten ist.

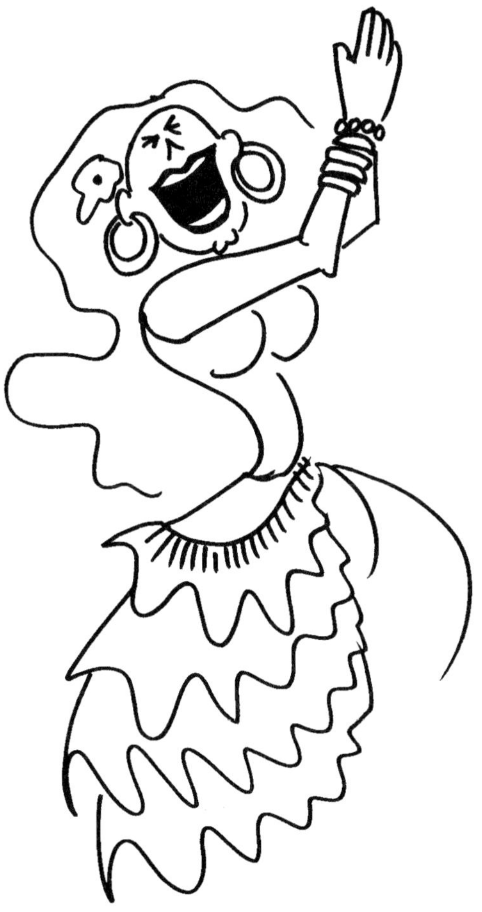

8. Kapitel
Die gesundheitlichen Vorteile der Lachtherapie

Seit der Gründung des ersten „Lachclubs“ sind nun mehr als sechs Jahre vergangen. An vielen weiteren Orten in Indien und im Ausland herrscht eine steigende Nachfrage nach der Eröffnung solcher Clubs. Fast täglich werden mehr und mehr Menschen Mitglied in einem Lachclub und genießen die Segnungen, die ihnen das bringt. Einer der Gründe dafür ist natürlich die Tatsache, daß die Mitglieder durch das Lachen in einen positiven Gemütszustand gelangen und so langsam beginnen, positiv zu denken. Menschen, die an einer ganzen Reihe streßbedingter Krankheiten leiden, haben auf die eine oder andere Weise davon profitiert. Wir behaupten jedoch nicht, daß Krankheiten, die seit langer Zeit bestehen, durch die Lachtherapie geheilt wurden. Lachen ist eher eine ergänzende und präventive Therapie. Wir werden sehr bald mit seiner klinischen Erforschung beginnen. Es wird jedoch einige Jahre dauern, bis wir in der Lage sein werden, authentische Forschungsergebnisse zur Lachtherapie zu veröffentlichen.

Lachen ist ein Mittel gegen Streß

Lachen ist eine der schönsten, preisgünstigsten und am leichtesten zu praktizierenden Gegenmaßnahmen gegen Streß. Lachen ist eines der besten Mittel zur Entspannung der Muskulatur. Lachen erweitert die Blutgefäße und befördert mehr Blut in die Extremitäten und in andere Muskeln im gesamten Körper. Ein richtiger Lachanfall reduziert auch die Menge der Streßhormone Adrenalin und Cortisol. Man könnte es als eine Form dynamischer Meditation oder Entspannung bezeichnen. Bei der Meditation muß man sich bewußt bemühen, sich sowohl auf der mentalen als auch auf der emotionalen Ebene völlig von den eigenen Gefühlen und Gedankenprozessen und auch von der physikalischen Welt zu lösen, um zu verhindern, daß man abgelenkt wird. Andererseits findet beim Lachen kein bewußter Gedankenprozeß statt, und alle unsere Sinne verbinden sich auf natürliche und mühelose Weise in einem Augenblick der Harmonie, um Freude, Frieden und Entspannung zu schenken. Bei anderen Formen der Meditation muß man sich sehr stark konzentrieren, um den Geist von ablenkenden Gedanken zu befreien, was immer leichter gesagt als getan ist. Daher ist das Lachen, wenn ich das so sagen darf, die einfachste und leichteste Form der Meditation, die dir unmittelbare Entspannung bringt.

Lachen stärkt das Immunsystem

Bei der Bewahrung unserer Gesundheit und der Abwehr von Infektionen, Allergien und Krebserkrankungen spielt unser Immunsystem eine äußerst wichtige Rolle. Psychoneuroimmunologen haben bewiesen, daß alle negativen Emotionen wie zum Beispiel Angst, Depression oder Zorn das Immunsystem des Körpers und somit auch seine Abwehrkräfte gegen Infektionen schwächen. Dr. Lee S. Berk von der Loma Linda University in Kalifornien zufolge trägt das Lachen dazu bei, die Anzahl der natürlichen Killerzellen (eine Form der weißen Blutkörperchen) zu erhöhen, und auch die Zahl an Antikörpern nimmt zu. Forscher haben festgestellt, daß im Anschluß an eine Lachtherapie die Zahl der Antikörper (Immunglobulin A) im Schleim von Nase und Atemwegen zunimmt. Dieser Schleim schützt die Atemwege vor Viren, Bakterien und anderen Mikroorganismen. Viele Lachclub-Mitglieder stellen fest, daß sie weniger häufig an Erkältungen, Halsschmerzen und Infektionen der Atemwege leiden. Auch im Hinblick auf Krankheiten wie AIDS und Krebs gelten die Auswirkungen des Lachens auf unser Immunsystem als äußerst bedeutsam.

Lachen ist die beste Aerobic-Übung

Der Nutzen, den das Lachen fast jedem bringt, ist ein Gefühl des Wohlbefindens. Nach einer Viertelstunde Lachen am Morgen fühlt man sich den ganzen Tag hindurch frisch. Es gibt keine Medizin, die zu einem solch unmittelbaren Ergebnis führt wie das Lachen. Das Gefühl des Wohlbefindens wird dadurch hervorgerufen, daß man während des Lachens mehr Sauerstoff einatmet. Lachen ist mit jeder beliebigen Aerobic-Übung zu vergleichen, allerdings mit der Ausnahme, daß man dabei keine flippigen Schuhe oder ausgefallene Kleidung tragen muß. Man muß nicht furchtbar auf Jogging-Pfaden schwitzen. Dr. William Fry von der Stanford University zufolge entspricht eine Minute Lachen zehn Minuten am Rudergerät. Mit anderen Worten, Lachen stimuliert Herz und Kreislauf in gleicher Weise wie jede andere normale Aerobic-Übung. Die Lachübung eignet sich für sitzende Menschen ebenso wie für Menschen, die an das Bett oder den Rollstuhl gefesselt sind.

Depression, Angst und psychosomatische Erkrankungen

Der Streß und die Belastungen des modernen Lebens fordern von Geist und Körper des Menschen einen hohen Tribut. Geistig bedingte Krankheiten wie Angst, Depressionen, Nervenzusammenbrüche und Schlaflosigkeit nehmen zu. Das Lachen hat vielen Menschen geholfen, die sehr schwere Antidepressiva oder Beruhigungsmittel einnehmen mußten. Nun schlafen sie besser, und auch ihr depressiver Zustand hat sich gebessert. Menschen, die schon bereit waren, sich das Leben zu nehmen, haben nun begonnen, wieder mit mehr Hoffnung zu leben.

Bluthochdruck und Herzkrankheiten

Für Bluthochdruck und Herzkrankheiten gibt es eine Reihe von Gründen. Dazu gehören Erblichkeit, Fettleibigkeit, Rauchen oder übermäßiges Essen gesättigter Fette. Einer der Hauptfaktoren ist jedoch Streß. Lachen trägt definitiv dazu bei, den Blutdruck zu kontrollieren, da es die Freisetzung von Streßhormonen reduziert und Entspannung bringt.

In Experimenten wurde nachgewiesen, daß der Blutdruck um 10–20 mm sinkt, wenn man zuvor an einer zehnminütigen Lachsitzung teilgenommen hat. Das bedeutet nicht, daß diejenigen, die 2–3 Tabletten täglich gegen ihren hohen Blutdruck einnehmen müssen, dadurch vollständig geheilt wären. Vielleicht brauchen sie aber nur noch zwei Tabletten, wenn sie bisher drei einnehmen mußten, und vielleicht brauchen Patienten, deren Blutdruckwerte im Grenzbereich liegen, nach einer Weile gar keine Medikamente mehr. Ein zu hoher Blutdruck braucht Jahre, um zu entstehen, und man kann ihn nicht in wenigen Tagen oder Monaten wieder rückgängig machen. Lachen übt aber definitiv eine gewisse Kontrolle aus und verhindert, daß die Krankheit sich weiter verschlimmert.

Bei Menschen, deren Risiko sehr hoch ist, daß sie an einem Herzleiden erkranken, kann Lachen auf ähnliche Weise die beste Präventivmedizin sein. Diejenigen, die unter einer Herzkrankheit leiden und mit Hilfe von Medikamenten einen stabilen Zustand erlangt haben, werden feststellen, daß das Lachen den Blutkreislauf und die Versorgung des Herzmuskels mit Sauerstoff verbessert. Der verbesserte Blutkreislauf verringert das Risiko, daß sich ein Blutgerinnsel bildet. Auch Menschen, die einen Herzinfarkt erlitten haben oder sich einer Bypass-Operation unterziehen mußten, können an der Lachtherapie in einem Lachclub teilnehmen.

Lachen ist ein natürliches Schmerzmittel

Lachen erhöht den Endorphinspiegel in unserem Körper, und Endorphin ist cin natürliches Schmerzmittel. Norman Cousins, einem amerikanischen Journalisten, der an einer unheilbaren Krankheit der Wirbelsäule litt, ging es mit Hilfe der Lachtherapie besser, nachdem kein Schmerzmittel ihm mehr helfen konnte. Endorphine, die durch das Lachen freigesetzt werden, können dazu beitragen, die Schmerzen bei Menschen zu lindern, die an Arthritis, Spondylitis und Muskelkrämpfen leiden. Viele Frauen haben berichtet, daß sie seltener unter Migräne und Spannungskopfschmerzen leiden.

Lachen lindert Bronchitis und Asthma

Lachen ist eine der besten Übungen für Menschen, die unter Asthma und Bronchitis leiden. Es verbessert die Aufnahmefähigkeit der Lungen und erhöht den Sauerstoffspiegel im Blut. Ärzte empfehlen eine Physiotherapie des Brustkorbs, um die Atemwege von Schleim (Phlegma) zu befreien. Das kraftvolle Blasen in ein Instrument oder das Aufblasen von Ballons gehört zu den häufigsten Übungen für Asthmatiker. Lachen erfüllt den gleichen Zweck, ist aber einfacher und fast völlig umsonst. Viele Menschen, die Mitglied in einem Lachclub sind, leiden an Asthma und Bronchitis. Sie haben berichtet, daß ihre Anfälle seltener geworden sind. Die Lachtherapie kann ein gewisses Unwohlsein hervorrufen, wenn man unter schwerer Bronchialverkrampfung leidet. Bei einigen Asthmakranken kann eine gewisse Verschlimmerung eintreten, wenn sie sich körperlich betätigen (durch körperliche Betätigung ausgelöstes Asthma). Diese Menschen sollten mit ihrem Arzt sprechen, ehe sie an einer Lachtherapie teilnehmen.

Zu den am weitesten verbreiteten Ursachen für häufige Asthmaattacken gehören Infektionen. Die Lachtherapie erhöht die Anzahl der Antikörper in den Schleimhäuten der Atemwege und verringert so die Häufigkeit bronchialer Infektionen. Sie fördert außerdem das normale Reinigen der Bronchien von Schleim. Ein weiterer Faktor, der einen Asthmaanfall auslösen kann, ist Streß. Da Lachen den Streß abbaut, kann es dazu beitragen, die Prognose dieser Krankheit zu verbessern.

Lachen verbessert die Kondition von Sportlern

Da die Lungenkapazität einer der Faktoren ist, die über die Kondition eines Sportlers entscheiden, stärkt Lachen vor einem Wettkampf die Entspannung und somit auch das Leistungsvermögen. Lachen kann meiner Meinung nach gut als regelmäßige Übung bei allen sportlichen Aktivitäten eingeführt werden.

Inneres Jogging

Es gibt viele Übungen für die Muskulatur des Körpers, aber das Lachen ist eine gute Massage für alle inneren Organe. Es verbessert ihre Versorgung mit Blut und erhöht ihre Leistungsfähigkeit. Man könnte es mit magischen Fingern vergleichen, die in das Innere deines Bauches hineingreifen und deine Organe massieren. Die beste Massage läßt es dem Darmtrakt zuteil werden. Es verbessert seine Blutversorgung und verhilft den Eingeweiden zu einer richtigen Bewegung.

Lachen ist gut für Schauspieler und Sänger

Die Lachtherapie kann auch Schauspielern und Sängern zugute kommen. Eine größere Lungenkapazität und die Bewegung von Zwerchfell und Unterleibsmuskulatur tragen zu einer besseren Kontrolle des Sprechens bei. Da der Körper durch das Lachen entspannter ist, ergibt sich durch größeres Selbstvertrauen und weniger Lampenfieber ein weiterer Vorteil.

Lachen läßt dich jünger aussehen

Die Menschen trainieren alle Muskeln ihres Körpers, aber außer im Yoga gibt es keine normalen Übungen für die Gesichtsmuskulatur. Lachen ist eine ausgezeichnete Übung für die Gesichtsmuskeln. Es stärkt sie und verbessert deinen Gesichtsausdruck. Wenn du lachst, dann rötet sich dein Gesicht durch die vermehrte Zufuhr an Blut. Das wiederum nährt die Gesichtshaut und bringt sie zum Leuchten. Lachende Menschen sehen fröhlicher und attraktiver aus. Da das Lachen auf die Tränendrüsen drückt, läßt es die Augen feucht werden und ein wenig funkeln. Lachen trainiert die Unterleibsmuskeln und trägt dazu bei, den Muskeltonus von Menschen mit Schmerbauch zu verbessern.

Zwischenmenschliche Beziehungen

Lachen bringt die Menschen einander näher und verbessert zwischenmenschliche Beziehungen. Alle Mitglieder eines Lachclubs begegnen sich gegenseitig mit einem offenen Gemüt, und sie sorgen sich umeinander. Du bekommst die Chance, mit vielen Menschen in Kontakt zu kommen, deren Gemütszustand positiv ist. Die Mitglieder der Lachclubs sind heute wie Familienmitglieder. Sie kennen sich gut, und sie teilen ihren Kummer und ihre Sorgen miteinander. Sie teilen auch ihre freudvollen Momente, indem sie sich treffen und zum Beispiel gemeinsame Picknicks veranstalten. Von Zeit zu Zeit organisieren sie Gesundheits-Workshops, Yoga-Camps und Naturheilkunde-Seminare. Menschen aus unterschiedlichen Schichten kommen zusammen und begrüßen sich mit einem Lächeln im Gesicht.

Selbstvertrauen durch Lachen

Wenn du in einer Gruppe an einem öffentlichen Ort mit zum Himmel gestreckten Armen lachst, dann verringern sich dadurch deine Hemmungen, und im Laufe der Zeit wirst du kontaktfreudiger, offener und weniger reserviert. Zugegeben, zu Beginn wollen einige Leute trotz einer sehr starken Anziehungskraft nur ungern an der Lachgruppe teilnehmen, weil sie Angst haben, auf die Zuschauer lächerlich zu wirken. Diese Phase geht jedoch vorüber, und schon allein die Entscheidung, einem Lachclub beizutreten, öffnet dein Gemüt. Nach und nach nimmt dadurch auch dein Selbstvertrauen zu. Es hilft dir außerdem dabei, deine Persönlichkeit und deine Führungsqualitäten zu entwickeln.

Die gesellschaftlichen Segnungen des Lachens

Laufende Forschungen zeigen, daß Menschen, die an Depressionen leiden, wesentlich anfälliger für viele Krankheiten wie Bluthochdruck, Herzinfarkt und Krebs sind. Depressionen wirken sich außerdem negativ auf das Immunsystem aus. Häufige Ursachen für Depressionen sind gesellschaftliche Isolation und ein schwindendes Wertesystem innerhalb der Familien, die zwar in westlichen Ländern wesentlich weiter verbreitet sind, von denen aber auch der Osten nun langsam betroffen ist. Die Lachclubs haben vielen Menschen geholfen, innerhalb kurzer Zeit von ihren Antidepressiva loszukommen. Die Magie, die hier Wunder bewirkt, sind die Freundschaft und Gemeinschaft, die durch die Mitgliedschaft in einem Lachclub entstehen. Die Lachclubs entwickeln sich sehr schnell zu eng verbundenen Gemeinschaften. Mit der Ausbreitung der Lachclubs an vielen Orten hat jeder Club die Form einer kleinen Gemeinschaft angenommen, in der die Mitglieder ein Gefühl der Aufnahme und der Zugehörigkeit zur Gruppe erfahren. Die Clubs verwandeln sich in große „lachende Familien“.

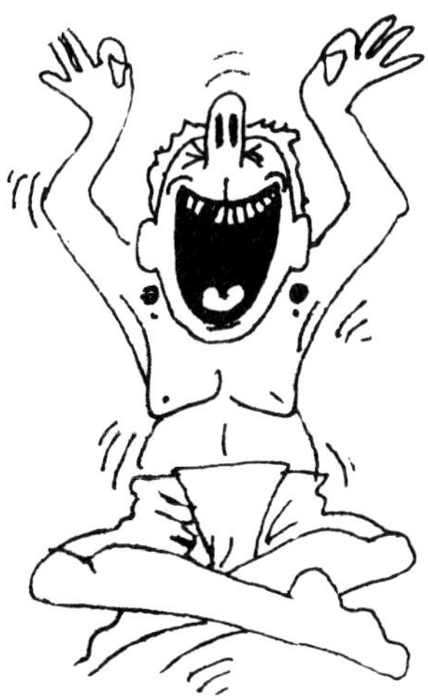

9. Kapitel
Für wen ist die Lachtherapie nicht geeignet?

Schon seit der Gründung der ersten Lachclubs sind einige Leute zwar von der Idee fasziniert, haben jedoch Zweifel im Hinblick auf Nebenwirkungen oder Nachteile. Dies gilt ganz besonders für Patienten, die an einer Herzkrankheit leiden oder sich bereits einer Bypass-Operation unterziehen mußten. Zum Glück hat es in der Geschichte der Lachbewegung bisher noch nicht einen einzigen bedauerlichen Vorfall gegeben. Da ich jedoch Mediziner bin, bin ich mir auch der Tatsache bewußt, daß die Menschen hier die Anweisung erhalten, sich zum Lachen zu zwingen und auch andere zum Lachen anzuregen. Dies bringt eine körperliche Belastung und einen Anstieg des Drucks in der Bauchhöhle mit sich. Einige Menschen werden zu enthusiastisch und

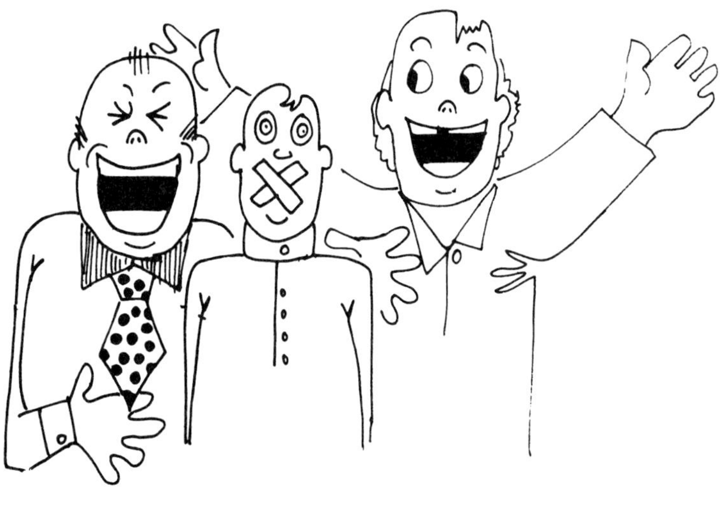

überanstrengen sich beim Lachen, weil sie der Meinung sind, daß sie so mehr davon haben, während andere vielleicht an verborgenen Krankheiten leiden, bei denen keine offensichtlichen Symptome erkennbar sind. Um etwas über die Nebenwirkungen in Erfahrung zu bringen, die möglicherweise auftreten können, sprach ich mit einer Reihe von Experten aus verschiedenen medizinischen und chirurgischen Fachbereichen. So wurde eine Liste von Krankheiten ausgearbeitet, und Patienten mit diesen Krankheiten rät man zur Vorsicht und bittet sie darum, sich medizinischen Rat einzuholen, ehe sie Mitglied in einem Lachclub werden.

Hernie (Leistenbruch)

Bei einer Hernie drückt sich der Inhalt der Bauchhöhle – verschiedene Teile der Eingeweide, hauptsächlich der kleinen Eingeweide – durch die geschwächte Wand der Unterleibsmuskulatur hindurch. Bei Menschen, die an der Bauchhöhle operiert wurden, wird die Einschnittstelle zum schwächsten Punkt. Ein wiederholter Druckanstieg in der Bauchhöhle kann zu einer Hernie an dieser Einschnittstelle führen. Eine andere, weit verbreitete Form der Hernie entsteht in der Leiste. Der Inhalt der Bauchhöhle kann sich durch den Leistenkanal herausdrücken und beim Husten, Niesen und Lachen eine Schwellung in der Leiste hervorrufen. Ältere Menschen neigen eher zu diesem Leiden, denn ihre Muskeln sind durch das fortschreitende Alter geschwächt. Menschen, die an einem lange andauernden asthmatischen Husten oder an chronischer Bronchitis leiden, sollten besonders vorsichtig sein, denn auch bei ihnen ist das Risiko für das Entstehen einer Hernie erhöht. Anfällig für Hernien sind auch Menschen mit vergrößerter Prostata, die sich beim Wasserlassen sehr anstrengen müssen, sowie Menschen mit chronischer Verstopfung.

Der Inhalt der Bauchhöhle kann auch in das Skrotum gedrückt werden und dort eine Schwellung hervorrufen. Dies ist ebenfalls eine Hernienform im Bereich der Leiste. Sie wird als indirekte Hernie bezeichnet. Häufig treten Hernien auch im Bereich der Nabelgegend auf. Manche Menschen leiden in ihrer Kindheit an einer kleinen Hernie im Nabelbereich, die sich dann später verschlimmert und größer wird.

Wenn während des Lachens eine Schwellung im Bauchbereich auftritt oder man dort ein Gefühl des Unwohlseins verspürt, muß man sich von einem Arzt untersuchen lassen. Menschen, die unter chronischem Husten, einer vergrößerten Prostata oder chronischer Verstopfung leiden, haben ein erhöhtes Risiko für das Entstehen von Hernien.

Wenn man auf einer Seite des Körpers an einer Hernie leidet, dann besteht das Risiko, daß sich auch auf der anderen Seite eine Hernie bildet. In diesem Fall läßt man sich am besten in regelmäßigen Abständen untersuchen und wendet beim Lachen keine zu große Kraft an. Gleichzeitig sollte man aber auch nicht übermäßig vorsichtig sein oder zu große Angst haben, daß man eine Hernie bekommt. In der Tat ist das Risiko beim Husten, Niesen oder übermäßigen Pressen im Fall von chronischer Verstopfung wesentlich höher. Mir ist noch kein enthusiastischer Lachfreund begegnet, bei dem sich durch Lachen eine Hernie entwickelt hat. Wenn eine Hernie diagnostiziert wurde, dann sollte man sich nach Durchführung des chirurgischen Eingriffs von einem Chirurgen daraufhin untersuchen lassen, ob man fit genug ist, um an der Lachtherapie teilnehmen zu können oder nicht.

Fortgeschrittene Hämorrhoiden

Menschen mit blutenden oder hervortretenden Hämorrhoiden sollten nicht an einer Lachsitzung teilnehmen, da diese Zustände sich durch den ansteigenden Druck in der Bauchhöhle verschlimmern können. Der Patient kann einem Lachclub beitreten, nachdem eine chirurgische oder anderweitige Behandlung durchgeführt wurde.

Herzleiden mit Brustschmerzen

Eine andere Frage, die während meiner Vorträge über das Lachen häufig gestellt wird, ist: „Was ist, wenn jemand während des Lachens stirbt?“ Was wäre das für ein Tod! Ich wünschte, ich könnte lachend sterben und mir eines Ruheplatzes im Himmel gewiß sein. In der Dichtung bitten die Menschen Gott darum, diese Welt lachend verlassen zu dürfen. Ich glaube jedoch nicht, daß sie dies im wörtlichen Sinne meinen. Meine Antwort auf solche Fragen ist, daß jemand, der während einer Lachsitzung stirbt oder einen Herzanfall erleidet, mit ebenso großer Wahrscheinlichkeit lachend in seinem Alltag sterben könnte. Aber ich werde zu emotional. Ja, Menschen die an anginösen Brustschmerzen leiden, sollten nicht an Lachsitzungen teilnehmen, ohne vorher ihren Arzt oder, noch besser, einen Kardiologen befragt zu haben.

Herzpatienten, denen es mit Hilfe von Medikamenten gut geht, und solche, die nach einem früheren Herzinfarkt einen Belastungstest (Laufband-Test) nun innerhalb normaler Grenzen bestehen, können jedoch problemlos an der Lachsitzung teilnehmen. Selbst Patienten, die sich einer Bypass-Operation unterziehen mußten, können an einer Lachtherapie teilnehmen, vorausgesetzt, daß ihre Laufband-Tests in Ordnung sind[4]. Kurz gesagt: Wenn dir einfaches Gehen von 45 Minuten Dauer gestattet ist, dann kannst du mit Sicherheit auch an einer Lachsitzung teilnehmen. Für einen Zeitraum von mindestens drei Monaten nach einem Herzinfarkt oder einer Bypass-Operation an den Herzkranzgefäßen solltest du jedoch auf die Teilnahme an einer Lachtherapie verzichten.

Kürzlich durchgeführte Operationen

Um ganz sicher zu gehen, sollte man in den ersten drei Monaten nach einer größeren Operation, insbesondere an der Bauchhöhle, auf die Teilnahme an einer Lachsitzung verzichten. In diesem Fall benötigt man unbedingt das vorherige Einverständnis des Chirurgen.

Gebärmuttervorfall

Ab einem Alter von vierzig Jahren werden bei einigen Frauen die Bänder, die die Gebärmutter stützen, schwach. Dadurch senkt sich die

4 Anm. d. Übersetzerin: Mit dem beschriebenen „Laufband-Test" meint Dr. Kataria vielleicht ein Belastungs-EKG.

Gebärmutter nach unten ab und führt zu einem Gefühl des Unwohlseins im unteren Bauchbereich. Ein Anzeichen für einen solchen Gebärmuttervorfall ist das unabsichtliche Wasserlassen beim Husten, Niesen und Lachen. Diese Frauen sollten erst dann an einer Lachsitzung teilnehmen, wenn sie chirurgisch behandelt wurden.

Schwangerschaft

Bei einem kleinen Prozentsatz schwangerer Frauen besteht das Risiko einer Fehlgeburt, wenn der Druck in der Bauchhöhle wiederholt ansteigt. Diese Frauen sollten erst dann an Lachsitzungen teilnehmen, wenn abschließende Forschungsdaten vorliegen, welche Auswirkungen das Lachen auf die Schwangerschaft hat.

Erkältungen und grippale Infekte

Akute Virusinfektionen sind höchst ansteckend, und wenn jemand, der an einer solchen Infektion leidet, lacht, ist die Wahrscheinlichkeit groß, daß er die Infektion durch Tröpfchen in der Luft verbreitet. Menschen, die an einer Erkältung leiden, sollten ungefähr eine Woche lang nicht an den Lachsitzungen teilnehmen. Die gute Nachricht ist, daß eine regelmäßige Lachtherapie die Widerstandskraft der Schleimhäute in den oberen Atemwegen erhöht, wodurch die Menschen weniger häufig unter Husten und Erkältung leiden. Dies hat eine kürzlich durchgeführte Umfrage in der ersten Phase der klinischen Erforschung der Lachtherapie ergeben.

Der Ausschluß von Tuberkulose

In Indien grassiert die Tuberkulose, und in Fällen von offener Tuberkulose besteht das Risiko, daß die Bakterien durch das Lachen verbreitet werden. Die Moderatoren behalten die Teilnehmer im Auge, die unter einem Husten leiden, der länger als 10 Tage andauert. In diesem Fall werden Röntgenuntersuchungen sowie Speichel- und Bluttests empfohlen, um das Risiko einer Erkrankung an Tuberkulose auszuschließen. Zum Glück wurde bei den mehr als 20 000 Lachclub-Mitgliedern, die über das ganze Land verteilt sind, bisher nicht ein einziger Fall von Tuberkulose festgestellt. Dies ist jedoch keineswegs selbstverständlich, und eine angemessene medizinische Kontrolle ist ein absolutes Muß. Wenn man während des Lachens vermehrt Schleim abhustet, besonders bei chronischer Bronchitis, Asthma oder bei Rauchern, dann sollte man auf jeden Fall ein Taschentuch oder ein Papiertuch bereithalten.

Komplikationen der Augen

Alle Menschen mit erhöhtem Augeninnendruck (Glaukom), die schon einmal an einer Blutung des Glaskörpers gelitten haben, sollten die Meinung eines Augenarztes einholen, ehe sie einem Lachclub beitreten.

Sonstige Gefühle des Unwohlseins

Auch Mitglieder, die an keiner Krankheit leiden, die sich aber während einer Lachsitzung unwohl fühlen, sollten die Sitzung unterbrechen und einen Arzt zu Rate ziehen. Wenn keine gesundheitlichen Probleme bestehen, dann stimmt wahrscheinlich etwas mit der Lachtechnik nicht. Wir führen regelmäßige Schulungsprogramme für die Moderatoren durch, um die Techniken in der Lachtherapie zu verbessern.

Zusammenfassung

Die oben genannten Verbote sollen den Menschen natürlich keine Angst machen oder sie der segensreichen Wirkungen dieses wunderbaren natürlichen Heilmittels berauben. Im Hinblick auf eventuelle unerwünschte Nebenwirkungen des Lachens sollte man jedoch trotzdem vorsichtig sein. Wir erstellen Fragebögen für alle Lachclub-Mitglieder, um wichtige Informationen über die körperliche Gesundheit der Teilnehmer zu erhalten und Risikogruppen herauszufiltern. In regelmäßigen Abständen geben wir auch Berichte heraus und versenden Rundschreiben, um die Mitglieder auf verschiedene Vorsichtsmaßnahmen aufmerksam zu machen, die sie bei der Teilnahme an einer Lachtherapie beachten müssen.

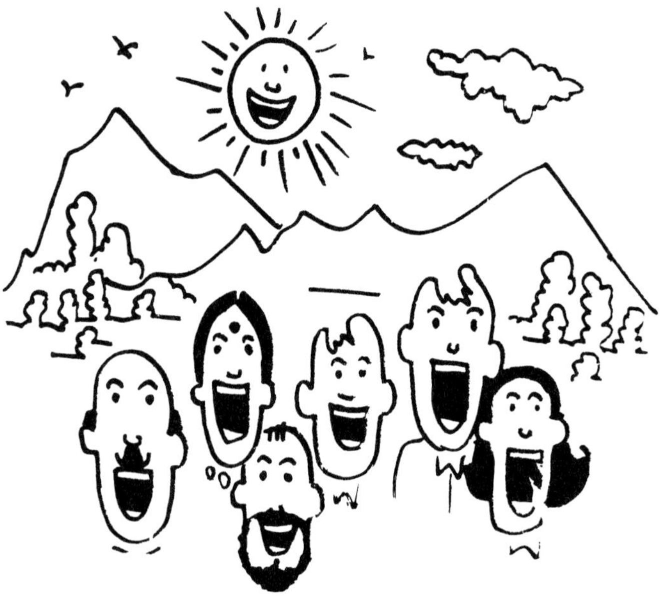

10. Kapitel
Die essentielle Verbindung zwischen Yoga und Lachen

Was haben ein einfaches Gefühl wie das Lachen und eine weltweit anerkannte Übungsform wie das Yoga gemeinsam? Durch die wunderbare Körperbeherrschung, die seine Haltungen bewirken, wurde Yoga immer als ein klassisches System indischer Philosophie anerkannt. Indem es Körper, Verstand und Geist miteinander verbindet, erzeugt es im menschlichen Körper ein einzigartiges physiologisches Gleichgewicht. Das Lachen hingegen ist eine kognitive und affektive Verhaltensreaktion, die jedem von uns vertraut ist. Wir wollen versuchen, Ähnlichkeiten zwischen den beiden zu finden.

Das Wort „Yoga" ist aus der Wurzel des Sanskrit-Wortes ‚Yui' entstanden und bedeutet ergreifen, integrieren, in Einklang bringen, verbinden. Es bedeutet, daß wir unser Leben ergreifen, alle Aspekte des Lebens integrieren, unseren Körper mit unserem Verstand, unserem Geist und unserer Gesellschaft in Einklang bringen und uns mit dem Höchsten verbinden. Als ich anfangs über die Idee der Lachclubs nachdachte, ging es mir dabei ausschließlich um Lachen und Spaß. An Yoga dachte ich überhaupt nicht. Obwohl ich zu Beginn von den Leuten verspottet wurde, ließ ich nicht locker, bis die meisten Teilnehmer in den öffentlichen Parks es als unterhaltsame Übung akzeptierten. Als die Witze nicht mehr funktionierten, lernten wir, ohne sie zu lachen. Ich überlegte, wie ich alle Mitglieder dazu bringen konnte, diese Lachübungen jeden Tag ungefähr 10–15 Minuten lang durchzuführen, denn nach ihrem morgendlichen Gelächter fühlten sich alle Teilnehmer immer sehr wohl. Morgendliche Spaziergänger sind offensichtlich gesundheitsbewußte Menschen, und sie würden es auf einer spirituellen Basis tun wollen. Ich bin selbst Yoga-Schüler gewesen und habe Gesundheitsvorträge an einem der bekannten Yoga-Institute in Mumbai gehalten. Daher dachte ich: Warum nicht die Lachübungen mit dem Yoga verbinden? Ich dachte einige Tage lang über verschiedene Aspekte des Yoga nach und überlegte, wie man sie mit dem Lachen verbinden konnte. Ich studierte einige Yoga-Bücher und gelangte zu der Einsicht: Warum nicht bewußt alle Lachübungen auf dem Yoga aufbauen?

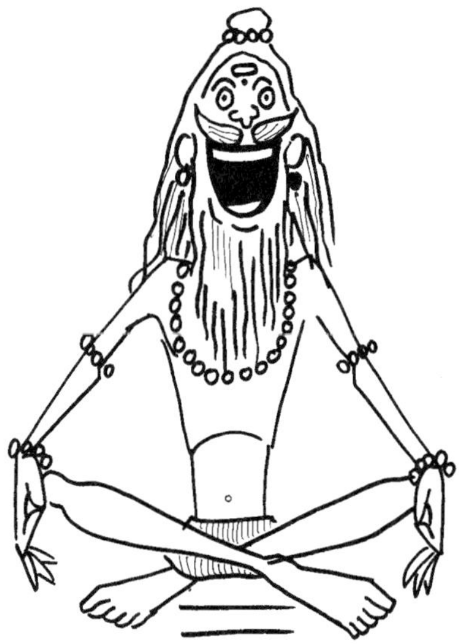

Das tiefe Atmen

Da der Vorgang des Lachens von unserem Atemapparat gesteuert wird, das heißt von Lunge und Atemmuskulatur, überlegte ich, jede Sitzung mit einer Atemübung (*Pranayama*) zu beginnen, die ein wichtiger Teil des Yoga ist. Das tiefe Atmen hat eine beruhigende Wirkung auf den Geist und verbessert die Versorgung des Körpergewebes mit Sauerstoff. Außerdem wollte ich während der einzelnen Lachübungen einige Pausen einbauen und dachte: Warum nicht tiefes Atmen auch zwischen den verschiedenen Lachübungen einstreuen? Das erhöht das Atemvolumen der Lunge und somit auch die Fähigkeit zu lachen. Später erkannte ich, daß das tiefe Atmen einer der wichtigsten Bestandteile der Lachübungen ist. Normalerweise hat man nicht genug Geduld, um die tiefe Yoga-

Atmung zu üben. Wir haben es jedoch zu einem integralen Bestandteil jeder Lachsitzung gemacht, und so wurde es zu einem Ritual.

Die Arme zum Himmel heben

Normalerweise wird die tiefe Yoga-Atmung langsam, rhythmisch, konzentriert und vielleicht auch in Verbindung mit einer Visualisierung ausgeführt. In einer Gruppe, in der die meisten Leute stehen, ist dies jedoch nicht möglich. Um einen Rhythmus und ein langsames Tempo vorzugeben, wies ich meine Mitübenden an, beide Arme zum Himmel zu heben und dabei langsam und tief zu atmen. Einer plötzlichen Eingebung folgend bat ich sie, vier Sekunden lang den Atem anzuhalten und die Arme dabei nach oben zu dehnen. Dann sollten sie langsam durch den Mund wieder ausatmen, so als ob sie leise pfeifen würden, und dabei die Arme gleichzeitig wieder senken.

Beim Ausatmen durch den Mund ging es darum, das Ausatmen zu verlängern, wie bei einer Form des *Pranayama*, bei der das Ausatmen doppelt so lange dauert wie das Einatmen.

Wissenschaftlich betrachtet bleibt auch dann, wenn man vollständig ausatmet, eine gewisse Menge an Luft in den Lungen zurück, die man als Restluft bezeichnet. Bei Menschen, die an chronischer Bronchitis oder an Asthma leiden, ist diese Menge an Restluft größer. Eine größere Menge Restluft erhöht aber das Risiko einer bakteriellen Infektion, und der Sauerstoffaustausch ist schlechter. Das verlängerte Ausatmen, wie beim *Pranayama* und bei einigen dynamischen Atemübungen, trägt dazu bei, diese Restluft, die mehr Kohlendioxid enthält, ebenfalls auszuatmen und durch frische Luft zu ersetzen, die mehr Sauerstoff enthält. So tragen tiefes Atmen und Lachen dazu bei, die Nettoversorgung mit Sauerstoff zu erhöhen, damit der Körper besser funktioniert.

Die Ho-Ho-Ha-Ha-Übung

Wenn man den Vorgang des Lachens einmal genau beobachtet, sieht man, daß sich während des Lachens das Zwerchfell (der große Atemmuskel, der die Brusthöhle von der Bauchhöhle trennt), die Unterleibsmuskulatur und die interkostale Muskulatur (zwischen den Rippen) rhythmisch bewegen. Das führt dazu, daß die Luft rhythmisch und ruckweise aus den Lungen herausgedrückt wird, was wiederum zu rhythmischen Vibrationen der Stimmbänder führt. Außerdem werden Kehle, Gaumenmuskulatur und Gesichtsmuskulatur zusammengezogen. Es gibt einige dynamische Yoga-Übungen, die als *Kapalabhati, Swashuddi* (das Reinigen der Atemwege durch kraftvolle, ruckartige Atemstöße) und *Bhastrika* bezeichnet werden. Alle Muskelgruppen, die beim Lachen eingesetzt werden, werden auch bei diesen Übungen in ähnlicher Weise rhythmisch zusammengezogen.

Bei meiner Suche nach einer Methode, ohne Grund zu lachen, empfanden es viele Menschen als schwierig, sich selbst zum Lachen zu zwingen. Daher führte ich eine Aufwärmübung ein, die ich Ho-Ho-Ha-Ha nannte. Die Teilnehmer öffneten ihren Mund und sangen gemeinsam Ho-Ho-Ha-Ha. Das trug dazu bei, Hemmungen abzubauen und gab den Mitgliedern ein Gefühl der Zugehörigkeit. Die ganze Atmosphäre lud sich mit Lachen auf, und viele Teilnehmer fühlten sich angeregt und fingen an zu lächeln und zu kichern.

Die Ho-Ho-Ha-Ha-Übung hat eine gewisse Ähnlichkeit mit den Atem-Übungen *Kapalabhati* und *Swashuddi* (Reinigung der Atemwege durch ruckartiges Bewegen der Unterleibsmuskulatur). Später wurde diese Ho-Ho-Ha-Ha-Übung durch rhythmisches Händeklatschen ergänzt, das die Akupressurpunkte in der Hand stimuliert.

Die Ho-Ho-Ha-Ha-Übung mit Händeklatschen wird mindestens 3–5mal am Ende jeder Lachübung durchgeführt.

Tiefes Atmen in Verbindung mit dem Strecken der Arme

Ähnlich einer Yoga-Übung mit dem Namen *Talasana* werden beim tiefen Atmen zwischen den einzelnen Lachübungen die Arme nach oben gestreckt. Zusätzlich werden Nacken- und Schulterübungen durchgeführt, um die durch Streß und Belastung des modernen Lebens verspannte Muskulatur im Nacken- und Schulterbereich zu stärken.

Das Löwen-Lachen

Eine andere Form des Lachens, die ausschließlich in den Lachclubs geübt wird und der Haltung *Simha Mudra* im Yoga entspricht, ist das Löwen-Lachen. Hier wird mit weit herausgestreckter Zunge gelacht, wobei die Augen weit geöffnet und die Hände wie die Tatzen eines Löwen ausgestreckt werden.

Diese Haltung ist direkt der Haltung des Löwen im Yoga entnommen und hat sich als gute Übung für die Gesichtsmuskulatur und als heilsam für Erkrankungen im Hals- und Rachenbereich erwiesen. Der Aussage von Yoga-Experten zufolge regt sie außerdem die Schilddrüse an. Bei einer gesellschaftlichen Zusammenkunft rufen solche Lachtechniken häufig Verlegenheit hervor, besonders bei Frauen. Die Mitglieder der Lachclubs überwinden solche Hemmungen jedoch nach und nach, und dann zeigt sich der volle Nutzen dieser Übung.

Der Beitrag von K. V. Patel

Obwohl es in Yogagruppen allgemein üblich war, spontan zu lachen, geschah dies nur um des Spaßes willen. Das Lachen war zu keinem Zeitpunkt eine anerkannte Yoga-Übung, aber es stand immer kurz davor, zu einer Größe zu werden. *Hasya Yoga* (Lach-Yoga) wird in keiner Yoga-Schrift erwähnt. Dieser Begriff wurde erstmals durch Herrn K. V. Patel geprägt (78 Jahre jung), der von Beruf Rechtsanwalt ist und eine Firma für ayurvedische Produkte in Mumbai besitzt. Er bezeichnete das Lachen als Bestandteil des Yoga, weil das Lachen seiner Meinung nach, wenn man es mit Liebe praktiziert, zu einem harmonischen und integrierten Leben führen kann. Er gründete ein *Hasya Yoga Kendra* (ein Zentrum für Lach-Yoga), eine gesellschaftliche Organisation, in der er die Menschen durch seine Vorträge dazu motivierte, mehr zu lachen. Er empfahl: Ziehe dich an einen ungestörten Ort zurück, zum Beispiel ins Badezimmer, ins Schlafzimmer oder an einen anderen persönlichen Ort. Stehe aufrecht, schaue in den Spiegel und lache (Ha-Ha-Ha) ungefähr drei Minuten lang aus der Tiefe deines Bauches heraus. Führe diese Übung jeden Tag durch, und du wirst feststellen, daß du bessere Laune hast, auch wenn an dem Tag keine Witze erzählt wurden.

11. Kapitel
Eine wissenschaftliche Begründung für Yoga und Lachen

Alle Organe des Körpers bestehen aus Gewebe. Damit die volle Gesundheit und organische Lebenskraft dieses Gewebes erhalten bleiben, sollte es stets mit Nährstoffen versorgt werden. Dazu gehören Proteine, Kohlehydrate, Fette, Salze, Mineralien und Vitamine. Der Körper zieht diese Nährstoffe aus der Nahrung und aus den Getränken, die man zu sich nimmt. Die Versorgung des Körpers mit diesen Nährstoffen hängt zum einen von der Qualität der Nahrung ab, die man zu sich nimmt, und zum anderen von der Verdauungs- und Aufnahmefähigkeit des Verdauungssystems. Damit die Nährstoffe in den gesamten Körper gelangen, sollten dessen Kreisläufe effizient arbeiten. Um eine optimale Gesundheit zu gewährleisten, sollten die Verdauungs- und Kreislaufsysteme daher in einem guten Zustand erhalten werden. Nachdem alle Bereiche des Körpers mit Nährstoffen versorgt sind, wird Sauerstoff für den Stoffwechselprozeß benötigt. Um die Versorgung mit Sauerstoff zu verbessern, muß unser Atemsystem in perfektem Zustand sein.

Die Stärkung des Verdauungssystems

Dem Prinzip des Yoga zufolge hängen Gesundheit und Lebenskraft des Körpers von Qualität und Quantität unserer Nahrung ab. Auf die Auswahl der richtigen Nahrung wird großer Wert gelegt. Da die Lachclub-Treffen regelmäßig stattfinden, entwickeln ihre Mitglieder ein waches Bewußtsein für gesunde Nahrung. Das Essen von rohen Früchten, Salaten, Gemüsen und Keimlingen wird in den Lachclubs aktiv gefördert. In vielen Lachclubs gehört es zum morgendlichen Ritual, die

Keimlinge verschiedener Linsensorten mitzubringen. Keimlinge sind ein ausgezeichnetes Nahrungsmittel, das große Mengen an Vitaminen enthält, und sie gelten als sehr gesund. Neben den Keimlingen sieht man bei den Treffen der Lachclubs auch rohe Knoblauchzehen, Basilikumblätter (ein heiliges indisches Kraut) und Blätter des Niembaums (Margosa). Da die Mitglieder der Lachclubs sich in vielen Ländern täglich treffen, werden sie durch das Netzwerk über verschiedene Aspekte einer gesunden Ernährung informiert. Wir schlagen vor, dieses Netzwerk auszubauen und durch die zentrale Körperschaft, den Laughter Club International, ein Expertenforum einzurichten. In der Gruppe werden die Menschen motiviert, sich gesunde Eßgewohnheiten anzueignen.

Wenn du die richtige Nahrung zu dir nimmst, dann sollte dein Verdauungssystem in ausgezeichnetem Zustand sein und die Nährstoffe aus der Nahrung optimal nutzen können. Alle wichtigen Verdauungsorgane, wie Magen, Darm, Bauchspeicheldrüse und Leber, liegen in der Bauchhöhle, von allen Seiten durch starke Muskeln gestützt. Durch die ständige Bewegung der Bauchmuskulatur und des Zwerchfells während des normalen Atmens hat die Natur dafür gesorgt, daß alle Verdauungssysteme fortwährend sanft massiert werden. Während des Einatmens drückt das Zwerchfell die Bauchorgane nach unten und nach vorne, während gleichzeitig die Wandmuskulatur des Bauchraums entspannt wird. Während des Ausatmens ziehen sich die Bauchmuskeln zusammen und drücken alle Organe der Bauchhöhle nach innen und nach oben. So hat die Natur dafür gesorgt, daß die Verdauungsorgane 16–20mal pro Minute (die normale Atemfrequenz) automatisch und sanft massiert werden.

Wenn jedoch die Bauchmuskulatur schwach ist und die Muskeln des Zwerchfells nicht regelmäßig trainiert werden, dann können sie die Verdauungsorgane auch nicht wirksam massieren. In der heutigen Zeit verliert die Bauchmuskulatur bei vielen Menschen an Spannkraft, weil sie zuviel sitzen oder weil sie zu dick sind, was zu übermäßigen Fettablagerungen an den Wänden der Bauchhöhle führt. Dadurch werden die inneren Organe aus ihrer normalen Lage verdrängt, und ihre Blutversorgung wird beeinträchtigt. Dies wiederum kann zu Dyspepsie und zu einer Reihe anderer Verdauungsprobleme führen. Damit das Verdauungssystem so gesund wie möglich bleibt, sollten die Bauchmuskeln stark und elastisch sein. Es gibt eine ganze Reihe von Yoga-Haltungen, die Stärke und Elastizität der Bauchmuskulatur fördern und die inneren

Organe in ausgezeichneter Weise massieren. Damit sie optimal leistungsfähig bleiben, sollten die Muskeln sowohl angespannt als auch gedehnt werden. *Asanas* wie *Bhujangasana* (Kobra), *Salabhasana* (Heuschrecke) und *Dhanurasana* (Bogenhaltung) sind einige der besten Dehnübungen für die Bauchmuskulatur. *Yoga-mudra* (Haltung der Hingabe) und *Halasana* (Pflug) spannen die Bauchmuskulatur an. *Vakrasana* (Drehsitz) und *Ardha-matsyendrasana* (halber Drehsitz) sind ausgezeichnete Übungen für die seitliche Bauchmuskulatur.

Für die innere Massage gibt es zwei wichtige Yoga-Übungen: *Uddiyana* und *Nauli*. Bei *Uddiyana* werden die Bauchorgane in vertikaler Richtung massiert. Eine Kontraktionswelle wandert in der Bauchmuskulatur auf und ab. Bei *Nauli* verlaufen die Kontraktionswellen in ähnlicher Weise von einer Seite zur anderen und massieren so die Einweide in seitlicher Richtung. Ich gebe zu, daß keine Übung für die Bauchmuskulatur diesen vollkommenen Yoga-Übungen gleichkommt, wenn es um die Stärkung der Bauchmuskulatur und die innere Massage der Organe geht.

In den Lachclubs gibt es verschiedene Formen des Lachens aus dem Bauch, bei denen die gesamte Bauchmuskulatur und das Zwerchfell gleichzeitig trainiert werden. Zwischen den einzelnen Lachübungen werden die Bauchmuskeln gedehnt, indem man die Arme hebt, tief atmet und sich leicht nach hinten beugt. Wissenschaftler haben das Lachen als „inneres Joggen“ oder als „magische Finger“ bezeichnet, die direkt in deinen Bauch hineingehen und deinen inneren Organen eine wunderbare Massage angedeihen lassen.

Regelmäßiges Lachen stärkt nicht nur die Bauchmuskulatur und gewährleistet eine ständige Massage, sondern es sorgt auch dafür, daß die inneren Organe an ihrem Platz bleiben, so daß eine optimale Verdauung und Nährstoffaufnahme gewährleistet sind. Ich gebe zu, daß Lachübungen es nicht mit normalen Yoga-Haltungen aufnehmen können, aber man kann sie regelmäßig durchführen und so hervorragende Ergebnisse erzielen, ohne daß es etwas kostet.

Die Stärkung des Kreislaufsystems

Nachdem die Nahrung verdaut und aufgenommen wurde, müssen die Nährstoffe nun jeden Bereich des Körpers erreichen. Das Kreislaufsystem übernimmt hierbei die Aufgabe des Transports. Alle Nährstoffe werden durch das Blut aufgenommen, in der Leber verarbeitet und dann an das Hauptpumpsystem, das Herz, weitergeleitet, das sie dann durch ein Netzwerk an Blutgefäßen im ganzen Körper verteilt.

Auf ähnliche Weise sollte das Blut, nachdem es die Nährstoffe abgegeben und die Abfallprodukte des Stoffwechsels aufgenommen hat, zu Herz und Lunge zurückkehren, damit es gereinigt werden kann. Das wichtigste Organ dieses Kreislaufs ist das Herz. Durch rhythmisches Anspannen und Entspannen des Zwerchfells und der Zwischenrippenmuskulatur sorgen die daraus resultierende Ausdehnung und Kontraktion der Lungen für eine gute Massage der Herzmuskulatur. Eine ständige Veränderung des Drucks in der Brusthöhle während des Lachens trägt dazu bei, das venöse Blut aufzunehmen, das aus allen größeren Venen der oberen und unteren Körperbereiche zurückkehrt. Beim herzhaften Lachen erweitern sich die Blutgefäße im ganzen Körper, wodurch die Haut sich rötet und ein Gefühl der Wärme entsteht. Durch die Anregung des Kreislaufs steigen Pulsfrequenz und Blutdruck zunächst an, ehe sie zehn Minuten nach dem Ende der Lachtherapie noch unter die ursprünglichen Werte sinken. Kurz gesagt, das Lachen trägt dazu bei, das Kreislaufsystem des Körpers zu stärken.

Die Stärkung des Atmungssystems

Nachdem alle Nährstoffe an das Gewebe abgegeben wurden, ist das wichtigste Element, das Teil vieler Enzymabläufe des Stoffwechsels im Körper ist, der Sauerstoff. Die wichtigsten Atmungsorgane sind die Lungen. Für eine wirksame Versorgung mit Sauerstoff sollten die Atemwege frei und die Atemmuskulatur stark sein, so daß das volle Atemvolumen der Lungen genutzt werden kann.

Yoga legt großen Wert auf Atemübungen, denn sie tragen zu einer besseren Sauerstoffversorgung und somit zu einer optimalen Funktion bei. Die Lebensenergie, prana, tritt durch den Atem in unseren Körper ein. Auf der physischen Ebene ist das Atmen daher der wichtigste Bestandteil zum Aufbau der Gesundheit, denn es liefert den Sauerstoff. Auf der mentalen Ebene hilft es, den Geist zu beruhigen, und auf der spirituellen Ebene kann die Lebensenergie durch verschiedene Atemübungen verbessert werden (*pranayama*).

Die tiefe Atmung habe ich absichtlich integriert, um zwischen zwei Lachübungen eine Pause einzulegen. Im Alltag denkt niemand daran, einmal tief durchzuatmen, aber in einem Lachclub gewöhnt man sich das tiefe Atmen an, da wir es ja während jeder Lachsitzung mindestens 10–15mal üben.

Im Ruhezustand atmet ein Mensch normalerweise 16–18mal pro Minute. Während der täglichen Rituale steigt die Atemfrequenz auf 25–30mal pro Minute. Bei schweren Übungen und intensivem emotionalem Druck kann sich die Frequenz auf 30–40mal pro Minute erhöhen. Menschen, die an chronischer Bronchitis, Bronchialasthma oder einer Herzschwäche leiden, haben eine höhere Atemfrequenz. Durch den Streß und die Belastungen des täglichen Lebens kann die Atemfrequenz ansteigen, und der Atem wird flach. Da sich, bedingt durch das flache Atmen, einige Zellen der Lunge nicht mehr aktiv an der Atmung beteiligen, kann es geschehen, daß sie kollabieren und damit nicht mehr funktionsfähig sind. Die Lungenkapazität (Atemvolumen) nimmt ab, was dazu führt, daß man schon bei geringer Anstrengung außer Atem gerät. Regelmäßiges tiefes Atmen, wie es in den Lachclubs praktiziert wird, bewahrt die volle Atemkapazität der Lungen und trägt auch zur emotionalen Beruhigung bei. Wenn man höhere spirituelle Ebenen erreichen möchte, dann sollte der Atemkanal in perfektem Zustand sein.

Die Restluft

Wenn verbrauchte Luft ausgeatmet wird, bleibt eine gewisse Menge Luft in den Lungen zurück. Diese wird als Restluft bezeichnet. Sie enthält einen höheren Anteil an Kohlendioxid und kann nur durch verstärktes Ausatmen oder eine länger andauernde Lachübung entfernt werden. Es gibt eine Form des *pranayama*, eine Atemübung, bei der das Ausatmen länger dauert als das Einatmen, wodurch soviel Luft wie möglich aus den Lungen entweichen soll. In den Lachsitzungen werden die Teilnehmer angewiesen, durch die Nase ein- und durch den Mund auszuatmen, wobei sie die Lippen schürzen sollen, um das Ausatmen zu verlängern. So kann die Restluft durch frische Luft ersetzt werden, die einen höheren Anteil an Sauerstoff enthält. Auf diese Weise ähnelt das Lachen einem verlängerten Ausatmen mit kurzen Perioden des Einatmens. Nach einer Lachübung von 30–45 Sekunden Dauer wird die Gruppe gebeten, sich zu entspannen und zweimal tief zu atmen. Dadurch wird der Körper mit mehr Sauerstoff versorgt.

Das Reinigen der Atemwege

Für Raucher und für Menschen, die an Bronchitis oder an einer Verstopfung der Atemwege leiden, sind Lachsitzungen in Verbindung mit dem tiefen Atmen so etwas wie eine physiotherapeutische Behandlung. Die Ho-Ho-Ha-Ha-Übung ähnelt den *kriyas* (Reinigungsübungen im Yoga) *Kapalabhati, Swashuddi* und *Bhastrika*, bei denen das Ausatmen kraftvoll und ruckartig erfolgt. Viele Menschen haben das Gefühl, daß sie nach einer Lachsitzung den ganzen Tag lang vermehrt Schleim abhusten, wodurch ihre Atemwege gereinigt werden. Das Lachen erhöht außerdem die Widerstandskraft im Hals, was dazu führt, daß sie seltener an Erkältungen und Mandelinfektionen leiden. Verschiedene Atemübungen und das Löwen-Lachen haben dazu beigetragen, ihre Atemwege gesünder zu erhalten.

Wirksames Ausscheiden von Abfallprodukten

Eine weitere wichtige Voraussetzung für die Gesunderhaltung des Gewebes ist das wirksame Ausscheiden von Abfallprodukten aus dem Körper. Kohlendioxid ist ein Nebenprodukt des Stoffwechsels, und durch tiefes Atmen und eine Reihe angeregter Lachübungen wird es verstärkt aus dem Körper ausgeschieden. Die Massage, die dem Verdauungstrakt durch die Lachübungen zuteil wird, trägt zu einer guten Bewegung der Eingeweide bei. Auch eine gute Spannung der Bauchmuskulatur fördert die Bewegung der Eingeweide und die Entleerung des Darms und verhindert so Verstopfung.

12. Kapitel
Ist das Lachen in den Lachclubs echt?

Wie ich bereits an anderer Stelle erwähnt habe, nahmen wir zu Beginn Witze und andere humorvolle Anekdoten zu Hilfe, um die Menschen zum Lachen zu bringen. Das große Problem bei dieser Methode bestand jedoch darin, daß unser Vorrat an guten Witzen nicht groß genug war. Außerdem fanden nicht alle Teilnehmer diese Witze lustig, denn viele richteten sich gegen eine Gruppe oder gegen ein Geschlecht. Dadurch wurden die Gefühle des einen oder des anderen verletzt. Die ganze Sache war in der Tat enttäuschend. Einige gingen sogar so weit vorzuschlagen, die Idee der Lachclubs oder des Lachens in der Gruppe gänzlich aufzugeben. Nachdem ich eine Weile in meiner Seele geforscht

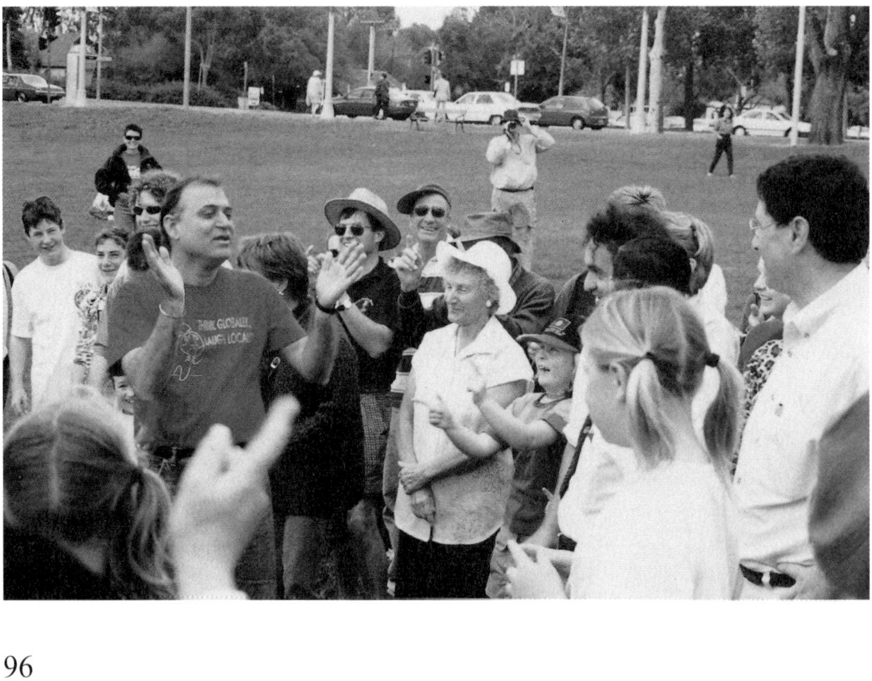

hatte, wurde mir klar, daß es nicht funktionieren würde, die Menschen jeden Tag zum Lachen zu bringen, wenn man dazu eine Person als Auslöser brauchte. Das bedeutete, daß der Auslöser für das Lachen aus einem selbst kommen mußte, und zwar aus keinem anderen Grund, als von seinen vielen Vorteilen zu profitieren. Als ich diese Idee in der Gruppe vortrug, reagierten sie mit völliger Ungläubigkeit. Sie konnten nicht verstehen, daß etwas möglich sein sollte, das sie nie zuvor gesehen hatten. Ich war der Ansicht, daß in einer Gruppe nicht alle aus demselben Grund lachen. Einige lachten, weil andere lachten. Das können wir alle im Kino beobachten. Wenn der ganze Saal vor Lachen brüllt, dann bedeutet das nicht, daß auch alle den Witz verstanden haben.

Nach einigen Erklärungen und einer gewissen Hartnäckigkeit erklärte die Gruppe sich bereit, einen Versuch mit dem durch sie selbst ausgelösten Lachen zu wagen, und sie haben es nie bereut. Sie waren angenehm überrascht, als sie sahen, zu welch guten Ergebnissen es allmählich führte. Psychologen sagen, daß der menschliche Verstand sich anfänglich gegen jede Veränderung wehrt, auch wenn sie nur Vorteile mit sich bringt. In ähnlicher Weise glaube ich, daß alles Neue erst einmal Zynismus hervorruft, besonders eine Idee wie die des Lachens ohne Grund. Viele Menschen, größtenteils außerhalb der Gruppe, vertraten die Meinung, daß Lachen, das durch Witze ausgelöst wird, natürlich sei, wohingegen das Lachen in den Lachclubs künstlich sei. Sie sagten, daß dieses künstliche Lachen auf keinen Fall einen Nutzen haben könne. Da einige Menschen sehr stark an diesem Gedanken festhalten, möchte ich ihn etwas ausführlicher behandeln, um die Sache in die richtige Perspektive zu bringen.

Im Lexikon wird die Bedeutung des Wortes „natürlich“ wie folgt erklärt: zur Natur gehörend, von oder gemäß der Natur erzeugt oder angeboren. Wenn wir Blumen, die im Garten oder auf einem Bauernhof wachsen, mit denen vergleichen, die in einer Fabrik hergestellt werden, dann ist klar, warum die einen natürlich und die anderen künstlich sind. Das sogenannte natürliche Lachen (durch Witze oder ähnliches hervorgerufen) ist jedoch weder etwas, das zur Natur gehört, noch wird es durch die Natur erzeugt, noch ist es angeboren. Es ist vielmehr das Resultat einer Anstrengung, wenn jemand zum Beispiel einen Witz erzählt, jemand anderen kitzelt oder spaßige Gesten macht. Daher kann wohl kaum behauptet werden, daß es natürlich ist, obwohl es so genannt wird.

Wie das sogenannte natürliche Lachen in Wahrheit nicht natürlich ist, so ist auch das Lachen in den Lachclubs nicht künstlich, denn es ist weder von Hand noch in einer Fabrik hergestellt.

Gott hat der Menschheit die Fähigkeit des Lachens geschenkt. Diese Fähigkeit hat er keiner anderen Spezies verliehen. Sie ist angeboren, denn selbst ein neugeborenes Baby kann lachen. Was daher natürlich ist, ist die Fähigkeit zu lachen, nicht aber eine bestimmte Form des Lachens. Hätte Gott uns nicht diese natürliche Fähigkeit des Lachens geschenkt, dann würde das Lachen sehr wahrscheinlich in gar keiner Form existieren.

Der Unterschied zwischen den beiden Formen des Lachens

Das durch einen Witz ausgelöste Lachen und das Lachen in den Lachclubs sind zwar nicht identisch, aber wenn wir sie ein wenig näher betrachten, stellen wir fest, daß es zwischen beiden mehr Ähnlichkeiten als Unterschiede gibt. Der Unterschied besteht im Anfang, wenn ein Stimulus angeboten und das Lachen ausgelöst wird. In dem einen Fall wird ein Stimulus angeboten, der das Lachen auslöst. Der Auslöser ist aber nicht die Natur, sondern etwas, das durch eine Person erfolgt, und es ist nicht das Lachen selbst. Im zweiten Fall ist der Auslöser das Lachen selbst. Ein Teilnehmer nimmt an den Sitzungen eines Lachclubs teil, weil er von den vielen Vorteilen des Lachens überzeugt ist und davon profitieren will. Mit diesem Stimulus und dieser Motivation ist es überhaupt nicht schwer, das Lachen auszulösen. Der Grund ist einfach.

Paul Ekman und Robert Levenson, Psychologen an der Universität Kalifornien, sind zu dem Schluß gekommen, daß der Ratschlag „Zeige ein glückliches Gesicht“ in der Tat schon etwas bewirken kann. Ihre Forschung hat gezeigt, daß Gesichtsausdrücke nicht nur eine Reaktion auf emotionale Zustände sind, sondern daß sie diese Zustände tatsächlich auch hervorrufen können. Genau das geschieht in den Lachclubs.

Auch wenn die Auslöser für das Lachen in dem einen Fall eine andere Person und in dem anderen Fall das Lachen selbst sind, so wird das daraus entstehende Lachen in beiden Fällen doch von innen heraus ausgelöst. Es entspringt aus dem Lachenden selbst. Es gibt nichts, das beweisen würde, daß die Quelle des Lachens in den beiden Fällen unterschiedlich wäre. Dr. Robert Holden, der Lachkliniken in Großbritannien betreibt, sich mit der Frage nach der Quelle des Lachens befaßt und das bekannte Buch *Laughter – The Best Medicine* geschrieben hat, sagt in diesem Buch: „Die Antwort ist nur schwer faßbar. Selbst wenn wir die Götter fragen könnten, wo das Lachen herkommt, würden sie wahrscheinlich nur lachen."

Es gibt noch eine weitere Ähnlichkeit zwischen dem sogenannten natürlichen Lachen, also dem Lachen, das durch Witze oder ähnliches hervorgerufen wird, und dem Lachen in den „Lachclubs": Beide entstehen aus derselben Fähigkeit – der Fähigkeit zu lachen, die Gott den Menschen geschenkt hat. Bei der natürlichen und der künstlichen Blume ist das anders. Sie entstehen aus unterschiedlichen Fähigkeiten. Im ersten Fall ist es die natürliche Fähigkeit des Samens, sich in eine Blume zu verwandeln. Im zweiten Fall ist es entweder die Fähigkeit der Maschine oder das Geschick des Arbeiters, die Blume herzustellen.

Die Qualität des Lachens

Manchmal wird behauptet, daß die Qualität des Lachens in den beiden Fällen unterschiedlich sei, und daß das eine lustiger sei als das andere. Auch dies beruht nur auf einem subjektiven Eindruck, der natürlich falsch ist.

Da die Quelle des Lachens in allen Fällen dieselbe ist, glaube ich, daß mit Qualität in Wirklichkeit die Intensität des Lachens gemeint ist. Diese – und auch das Vergnügen, das man durch das Lachen gewinnt – können doch unmöglich davon abhängen, wer oder was das Lachen auslöst. Beide hängen doch vielmehr von der Reaktion ab, das heißt, davon, wie herzhaft das Lachen ist, welcher Art es auch immer sein mag. Dies wird durch die Tatsache bewiesen, daß nicht alle Menschen, die einen Witz hören, sich in gleichem Maße über ihn amüsieren und daher mit der gleichen Intensität über ihn lachen. Manche lachen herzlich, andere lächeln bloß, und einige sind völlig unbewegt, weil sie den Witz überhaupt nicht spaßig finden. Es ist auch wahr, daß einige Mitglieder eines Lachclubs herzhafter lachen als andere. Diese Unterschiede liegen vielleicht darin begründet, in welcher Stimmung jemand ist oder mit welchem Engagement er an die Sache herangeht.

Arten des Lachens

Kommen wir zu der Frage: Welcher Art ist das Lachen in einem Lachclub? Es gibt verschiedene Arten des Lachens: lächeln, herzhaft lachen, aus dem Bauch heraus lachen, kichern, glucksen, in sich hinein lachen, johlen, gackern und schallend lachen. Dr. Holden erwähnt in seinem Buch unter anderem das simulierte Lächeln und das transzendentale Kichern, und er beschreibt diese beiden Arten wie folgt:

Simuliertes Lächeln

„Das simulierte Lächeln ist die frohe Version der beliebten Bewältigungsstrategie, die man als ‚so tun als ob' bezeichnet, das heißt: Wenn du dich glücklich fühlen willst, dann tu so, als seiest du glücklich. Unterdrücke deine Traurigkeit nicht, fühle sie einfach nur und tue trotzdem so, als seiest du glücklich. Eine Sitzung im simulierten Lächeln kann irgendwo zwischen drei Sekunden und drei Minuten lang dauern. Wenn du willst, kannst du noch ein ‚ha, ha, ha' hinzufügen. Vielleicht kannst du sogar noch weitergehen zu einem orchestrierteren und kunstvolleren Gelächter. Simuliertes Lächeln ist häufig ein Auslöser für echtes Empfinden."

Transzendentales Kichern

„Das ist das albernste aller kreativen Wachstumsspiele, die wir in der Lachklinik spielen. Zur Durchführung des transzendentalen Kicherns solltest du jeden Morgen nach dem Aufwachen mit gekreuzten Beinen in aufrechter Haltung vor einem Spiegel sitzen und zwei Minuten lang ohne jeden ersichtlichen Grund lachen. Danach wird das Leben nie mehr so sein, wie es war.

Jeder, der einen Videofilm mit seinem zwei Minuten dauernden bedingungslosen Gelächter an die Lachklinik schickt, erhält eine Mitgliedsbescheinigung im ‚Club der glücklichen Menschen'.

Das Ziel ist, einen Ausdruck reiner, ungehinderter Fröhlichkeit zu erreichen, der dich für einen ganzen Tag der Freude bereit macht. Um diese Übung durchführen zu können, mußt du einen Teil deiner Selbstkritik, deiner Ernsthaftigkeit und deiner unglücklichen Glaubenssätze, die der reinen, spontanen Freude so oft im Weg stehen, transzendieren und durch sie hindurch lachen."

Das Lachen in den Lachclubs könnte man als beides bezeichnen, als simuliertes Lächeln und auch als transzendentales Kichern, aber ich glaube, daß es eher dem letzteren entspricht. Wie man feststellen wird, kann dieses Lachen ebenso freudig sein wie jedes andere auch, wenn bestimmte Dinge transzendiert werden. Eines der Dinge, die meiner Meinung nach transzendiert werden müssen, ist die Überzeugung, daß dieses Lachen nicht natürlich ist und daher auch keinen Nutzen bringen kann.

Die Freude und der Nutzen, die ein Mensch aus dem Lachen gewinnen kann, hängen nicht davon ab, welchen Namen das Lachen hat, sondern vielmehr davon, in welchem Ausmaß er es genießt. Wenn also der obige Gedanke, daß das Lachen in den Lachclubs künstlich ist, jemanden davon abhält, Mitglied in einem Lachclub zu werden und sich die Segnungen des Lachens zunutze zu machen, dann möchte ich diesen Menschen bitten, seine Zweifel abzulegen und sofort zum nächstgelegenen Lachclub zu gehen. Du wirst es nicht bereuen, und, um es in den Worten von Dr. Holden zu sagen, dein Leben wird nie wieder so sein wie vorher. Selbst wenn du die Erfahrung entweder gar nicht oder nicht besonders genießt, dann wirst du aufgrund der folgenden Aussagen feststellen, daß die Freude mit der Zeit kommen wird, und bis das geschieht, kannst du dir die Vorteile trotzdem zunutze machen, denn Wissenschaftler haben festgestellt, daß selbst falsches Lachen einen Nutzen bringt.

Die Forschungsarbeit von Paul Ekman und Robert Levenson hat gezeigt, daß Bewegungen Gefühle und Gefühle Bewegungen erschaffen. Selbst wenn du zunächst nur so tust, als seiest du ein glücklicher Mensch, wirst du im Laufe der Zeit ein glücklicher Mensch werden. Für den Einzelnen mag es ein wenig schwierig sein (aber nicht unmöglich), so zu tun, als sei er glücklich, aber in der Gruppe fällt es wesentlich leichter. Genau das geschieht in unseren Lachclubs. Wir alle tun so, als seien wir glücklich. Dr. Dale Anderson (Minnesota, U.S.A.), der unsere Clubs besuchte und das Lachen in unseren Lachclubs für sehr sinnvoll hält, vertritt die Meinung, daß sich dadurch die Chemie zum Glücklichsein hin verändert. In der Tat stammt sogar eines unserer Mottos von ihm, das sich in den Lachclubs einer immer größeren Beliebtheit erfreut, nämlich „fake it, fake it… till you make it“[5]. Täusche die Chemie vor, täusche die Chemie vor, und mit der Zeit wird die Chemie real. Wir danken Ihnen für diesen schönen Gedanken, Dr. Dale.

Das Duchenne-Lächeln

Das Buch *Der Arzt in uns selbst* von Norman Cousins, in dem es darum geht, wie man sich durch Lachen selbst heilt, stellt zwar den Standpunkt eines Laien dar, aber die wissenschaftliche Forschung zeigt, zeigt, daß die Freudezentren im Gehirn auch durch künstlich ausgelöstes Lächeln und Lachen tatsächlich aktiviert werden. Dr. Paul Ekman ist der Meinung, daß wir noch nicht wissen, welche spezifischen Bereiche des Gehirns bei den einzelnen Gefühlen angesprochen werden, daß wir aber dabei sind, grundlegende Erkenntnisse zu sammeln und zu zeigen, daß es im Gehirn einen Weg gibt, der es dir erlaubt, deine eigenen Gefühle zu erschaffen. Dr. Ekman hat 18 unterschiedliche Arten des Lächelns identifiziert, von denen jedes geringfügig andere Muskeln oder Muskelgruppen einsetzt. Er fand heraus, daß ein gelangweiltes Lächeln, ein zynisches Lächeln oder ein Lächeln angesichts der Erniedrigung anderer nicht dazu beiträgt, deine Stimmung zu heben.

Es gibt nur eine einzige Form des Lächelns, die das Gehirnzentrum für Glück aktiviert, und das ist das ‚Duchenne-Lächeln', so benannt nach Guillaume Benjamin Armand Duchenne, einem französischen Neurologen, der die Gesichtsmuskeln beim Lächeln studierte und mit ihnen experimentierte. Er machte die Entdeckung, daß die Aktivität im linken vorderen Bereich der Hirnrinde – dem Zentrum für glückliche Gefühle – zunimmt, wenn die Lippen sich teilen und sich aufwärts biegen, wenn sich Fältchen und „Krähenfüße“ um die Augen bilden und die Oberlippe leicht erschlafft. Selbst ein künstlich hervorgerufenes

5 Anm. d. Übersetzerin: Dieses Reimspiel ist leider nicht so schön ins Deutsche zu übersetzen. Sinngemäß könnte man sagen: „Tu so, als ob, tu so, als ob… bis du es geschafft hast.“

Lächeln kann deine Trübseligkeit in eine fröhliche Stimmung verwandeln. In diesem Zusammenhang möchte ich die Arbeit von Dr. Dale Anderson vom ACT NOW-Projekt[6] erwähnen, das seine Basis in Minnesota (U.S.A.) hat. In seinen Workshops gibt es eine sehr schöne Übung, in der er alle Teilnehmer dazu auffordert, einen Stift zwischen die Zähne zu nehmen und einige Worte auf ein Stück Papier zu schreiben. Wenn man einen Stift zwischen den Zähnen hält, dann gleicht der Gesichtsausdruck einem Lächeln oder einem breiten Grinsen. Dadurch wird Produktion von Glückshormonen im Gehirn angeregt, und die Stimmung verändert sich. Führt man die gleiche Übung durch, nimmt aber den Stift zwischen die Lippen, dann ähnelt der Gesichtsausdruck dem der Traurigkeit, und nach einer Weile fühlt man sich schlecht.

Balam-chalana

In der Wissenschaft des Yoga gibt es ein kriya, das als *Balam-chalana* bezeichnet wird. Dabei liegt man auf dem Boden und beginnt, herumzurollen und ohne Grund zu lachen. Dies ist ein anderes Beispiel für ein künstlich hervorgerufenes Lachen, das sich im Laufe der Übung in etwas Echtes verwandelt.

Dr. (Col.) K. L. Chopra, Vater des weltberühmten Dr. Deepak Chopra, beschreibt in seinem Buch *Life in your Hands* („Das Leben in deinen Händen") die Yoga-Praxis des absichtlichen Gruppen-Lachens, das vor dem Entstehen der Lachclubs kaum einmal zu beobachten war. Ich hörte immer wieder einmal von einzelnen Gruppen und Leuten, die einige Minuten lang laut lachten. Der Psychotherapeutin Annette Goodheart zufolge wird dieses künstlich erzeugte Lachen vom Körper als echt interpretiert, was dazu führt, daß das Gehirn einen Strom an Glückshormonen aussendet, die Billionen von Zellen im ganzen Körper überfluten, das Hormonsystem stabilisieren und das Immunsystem stärken. Damit nicht mehr jeder für sich allein lachen muß, gibt es nun die Lachclubs, in denen verschiedene Formen des angeregten, auf Yoga basierenden Lachens sich über die gesamte Welt ausbreiten.

---

6 Anm. der Übersetzerin: ACT NOW = HANDLE JETZT

Wertsteigerungen durch das Lachen

Auch wenn du das Lachen nur als bloße Übung betrachtest, stärkt es deine Gesichtsmuskulatur. Für alle Muskeln des Körpers machen wir viele verschiedene Übungen, aber es gibt kaum eine Übung für die Muskeln des Gesichts. Das willkürliche Lachen ist eine ausgezeichnete Übung für dein Gesicht. Es zaubert ein glückliches Leuchten in dein Gesicht und läßt deine Augen durch einem dünnen Film aus Tränen strahlen, die während des Lachens aus dem Tränensack herausgepreßt werden. Das tiefe Atmen ist ein integraler Bestandteil der Lachclubs. Der Wissenschaft des Yoga zufolge fließt die Lebensenergie (*prana*) durch den Atem. Durch kontrolliertes und tiefes Atmen können wir unser eigenes Wohlbefinden steigern. Mit dem 20–25minütigen Paket, das die Lachclubs anbieten, nimmst du die schöne Angewohnheit mit nach Hause, mindestens 10–20mal am Tag tief durchzuatmen. Dadurch wird deine Lungenkapazität erhöht und die Versorgung deines Körpers mit Sauerstoff verbessert.

Dehnübungen entspannen die Muskulatur von Nacken und Schultern, die durch den Streß und die Belastungen des modernen Lebens sehr schnell schmerzt. Im Yoga ist der Hals wie eine Brücke zwischen dem Gehirn und dem Rest deines Körpers. Alle wichtigen Nerven, das Rückenmark und die Blutgefäße verlaufen durch den Hals. Hals-, Schulter- und Rückenmuskulatur müssen die richtige Spannung haben, um die freie Beweglichkeit des Nackens sicherzustellen. In Verbindung mit dem Lachen klatschen wir oft rhythmisch und mit ausgestreckten Händen. Auch dies trägt zum Wohlbefinden bei, denn hierdurch werden die Akupressurpunkte in den Handflächen angeregt.

Wenn du nicht auf natürliche Weise lachen kannst, dann kann das einfache Singen von Ho-Ho-Ha-Ha bereits dazu beitragen, die Spannkraft deiner Bauchmuskulatur zu verbessern. Es massiert in hervorragender Weise den Verdauungstrakt und verbessert die Blutversorgung der wichtigen inneren Organe wie Leber, Milz, Bauchspeicheldrüse, Nieren und Nebennieren.

Du erhältst die Möglichkeit, dich mit gleichgesinnten Menschen zu treffen, Ausflüge zu machen, Geburtstage zu feiern, Gesundheitsseminare und Workshops zu besuchen und an nationalen und internationalen Veranstaltungen teilzunehmen, bei denen es um Lachen und Glück geht. Außerdem trittst du mit Liebhabern des Lachens auf der ganzen

Welt in Verbindung und erhältst vielleicht die Gelegenheit, im Auftrag der Lachclubs andere Städte und Länder zu besuchen.

Wenn wir über die Freude am Lachen in den Lachclubs sprechen, dann möchte ich auch Herrn P. T. Hinduja (75 Jahre jung) vorstellen, der zweimal den Wettbewerb des „am schönsten lachenden Mannes“ gewonnen hat, erstmals im Jahr 1996 unter den Mitgliedern der Lachclubs von Mumbai, und ein zweites Mal im September 1998 bei der „All India Laughter Convention“, die in Goa stattfand. Er wurde zum Gewinner erklärt, weil die Juroren beide Male der Meinung waren, daß er sein Lachen am meisten genoß. Jemand fragte ihn: „Wie schaffst du es, das Lachen zu genießen?“ Er antwortete: „Als ich feststellte, daß ich das Lachen nicht sonderlich genoß, fand ich durch ein wenig Selbstbeobachtung heraus, daß es mein eigenes Selbst war, das verhinderte, daß ich Freude daran hatte, und niemand sonst. Also beschloß ich, daß ich das Lachen in den Lachclubs in größtmöglichem Maße genießen und so den größtmöglichen Nutzen daraus ziehen würde.“ Diese Entschlossenheit und ein wenig Tatkraft bewirkten das Kunststück und setzten das Prinzip „Bewegung erschafft Gefühle und Gefühle erschaffen Bewegung“ in die Tat um.

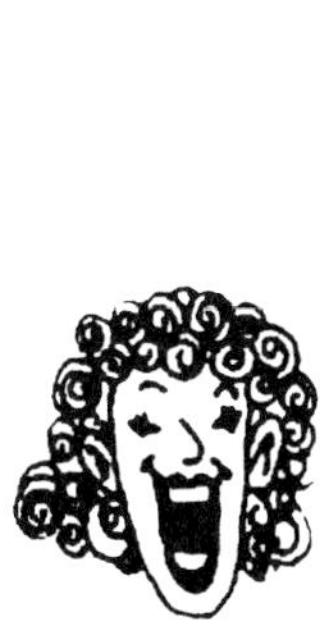

13. Kapitel
Wie verwandelt man künstliches in echtes Lachen?

Wenn du siehst, daß eine Lachgruppe ihr Lachen erzwingt, ohne Spaß und Freude daran zu haben, dann runzle nicht die Stirn. Es hat immer noch einen Nutzen, und denke daran, daß man zusätzlich zu den Vorteilen, die es bringt, wenn man so tut, als sei man glücklich, auch noch die Wertsteigerungen in Anspruch nehmen kann, zu denen das auf Yoga basierende tiefe Atmen und die Dehnübungen gehören. Wenn du meinst, daß die Qualität des Lachens einer bestimmten Gruppe nicht sonderlich unterhaltsam ist, dann liegt es vielleicht daran, daß man es ihnen nicht richtig beigebracht hat. Es gibt viele Wege, wie wir angeregtes Lachen in echte Spontaneität verwandeln können. Hier sind einige Techniken: 1. guter Blickkontakt; 2. die „Theorie der Dummheit"; 3. Verspieltheit und Spaß; 4. kindliches Handeln; 5. Kauderwelsch reden.

Blickkontakt ist der Schlüssel

Willst du die Magie erleben? Suche dir jemanden in deiner Nähe und schaue ihm in die Augen. Fange an, langsam zu lächeln und dann ein wenig zu kichern. Du wirst sehen, daß die andere Person anfängt zu lachen, auch wenn sie noch nicht einmal weiß, warum du lachst. Es geschieht, weil das Lachen ansteckend und die Situation so absurd ist. In den Lachclubs ist dies der wichtigste Faktor, den wir einsetzen, um ein Lachen hervorzurufen. Der Blickkontakt, wirkungsvoll eingesetzt, reicht aus, um zu bewirken, daß man lacht. Menschen, die zu scheu sind, um den Blickkontakt aufrechtzuerhalten, mangelt es häufig an

Selbstvertrauen. Daher wird auch dein Selbstvertrauen gestärkt, wenn du in der Lachsitzung lernst, einen guten Blickkontakt aufrechtzuerhalten. Dieses Selbstvertrauen überträgt sich auf dein persönliches und auch dein berufliches Leben. Die Spontaneität des Lachens in den Lachclubs hängt davon ab, wie wirkungsvoll der Blickkontakt der Gruppenmitglieder untereinander ist.

Die Theorie der Dummheit und der Albernheit

Menschen, die die Philosophie des Lachens ohne Grund wirklich verstehen, können problemlos lachen. Heute jedoch will jeder zunächst einmal überzeugt werden, und er will eine logische Antwort. Wenn es dir schwerfällt, in die spirituellen Tiefen des Lachens einzutauchen, dann denke so einfach wie möglich. Dies wird als die „Theorie der Dummheit" bezeichnet. Zunächst ist schon der Name „Lachclub" für viele Leute belustigend und läßt sie in ihren Herzen leise vor sich hin lachen. Die Zuschauer in den öffentlichen Parks können sich das Lachen nicht verkneifen, wenn sie eine Gruppe von Leuten sehen, die ohne Grund kichern und lachen. Auf den ersten Blick ist es die Lächerlichkeit oder Dummheit, die sie zum Lachen bringt. Die Vorstellung eines Lachclubs bringt sie zum Lachen. Die Mitglieder des Lachclubs lachen wegen der Erleuchtung und der gesundheitlichen Vorteile, die ihnen das bringt, die Zuschauer aber lachen über deren Dummheit. Was immer es auch sein mag, die Idee bleibt auf jeden Fall in den Köpfen hängen, kitzelt den Verstand und klingt lächerlich genug, um eine Anziehungskraft auf die Menschen auszuüben. Dann finden sie eine ganze Reihe von Gründen, um zu regelmäßigen Mitgliedern zu werden. Ich habe mit vielen Menschen gesprochen, die bei ihrer Gesundheit schwören, daß der Lachclub ihr Leben verändert hat, aber auch sie dachten anfangs, daß es lächerlich sei, und lachten über die Dummheit der Idee.

Diese Theorie kann einem sogar dabei helfen, über schlechte und bereits gehörte Witze zu lachen. Jemand fragte mich: „Wie kann ich über einen Witz lachen, den ich schon gehört habe?" Ich sagte: „Warum nicht? Ein Grund, darüber zu lachen, ist doch auch, daß du den Witz schon kennst, der dir gerade mit großer Mühe von jemandem erzählt wird, und du kannst im Geist schon anfangen zu lachen, noch ehe die Pointe erzählt ist.“ Glaube mir, aufgrund dieser Theorie der Dummheit habe ich schon über viele schlechte Witze gelacht. Dies ist aber nur dann möglich, wenn du der Person, die den Witz erzählt, den du schon kennst, genau ins Gesicht schaust.

Ein weiterer guter Grund, warum man auch über einen schlechten Witz lachen sollte, ist der, daß es gut für meine Gesundheit ist, wenn ich lache. Ein Mitglied eines Lachclubs kann problemlos über alles lachen, denn das übt er jeden Tag. Eine weitere Möglichkeit besteht darin, dir keine Gedanken zu machen, wenn du einen Witz schon kennst. Die Art, wie er erzählt wird, ist vielleicht amüsanter, wenn du genau hinschaust. Vielleicht gefällt dir der Witz dadurch besser als beim ersten Mal. Wenn du Mitglied in einem Lachclub bist und jemandem in die Augen schaust, der ohne Grund und auf witzige Weise lacht, dann wird das für dich zu einem Grund, ebenfalls zu lachen. Ein Mitglied denkt vielleicht, die anderen Mitglieder seien dumm.

Wenn du alleine lachen willst, dann besteht eine andere Anwendungsmöglichkeit für diese Theorie darin, daß du in den Spiegel schaust und versuchst, das Lachen einer anderen Person zu imitieren, die du kennst, vielleicht aus einem Film. Sage Ha Ha Ha Ha, und versuche es mehrmals hintereinander. Wenn du es nicht schaffst, diese Person richtig zu imitieren, dann wirst du dich albern fühlen. In dem Augenblick, in dem man beginnt, sich dumm oder albern zu fühlen, entsteht eine wirklich lachhafte Situation, und das ist ein großes Gefühl, das man solange genießen kann, solange man es diesem Gefühl der Dummheit erlaubt, anzudauern.

Albernheit öffnet die Wahrnehmung

Von der Albernheit in Lachclubs kann man viel lernen. Ein Mensch, der über sich selbst lachen kann, ohne sich um die Leute zu kümmern, die ihn beobachten, ist jemand, der sein Lachen in echtes Lachen verwandeln kann. Als wir beschlossen, die Witze beiseite zu lassen und ohne Grund zu lachen, war es anfänglich für einige Teilnehmer schwierig, aus ihrem Schneckenhaus herauszukommen. Um Hemmungen abzubauen, versuchten wir es mit kindlichen Aktionen, wie die Zunge rollen, Kauderwelsch reden und auf spaßige Weise tanzen. Durch die Albernheit öffneten sich wirklich die Tore der Wahrnehmung. Albern zu sein ist der erste Schritt hin zu Freiheit und Kreativität. Während unserer Kindheit waren wir alle albern und spielten mit den unendlichen Möglichkeiten von Unsinn, Absurdität und Albernheit. In der Tat wurden alle großen Erfinder zu Beginn als albern abgetan, und der Rest ist Geschichte. Albernheit ist die Pforte zu Erfindungen und Neuerungen. Ein ernsthafter Mensch wird niemals ein Risiko eingehen, denn er hat immer Angst davor, sich vor anderen lächerlich zu machen. Er wird zögern, neue Möglichkeiten zu erforschen, und er wird nicht immer zu einem Experiment bereit sein.

Schließlich trägt die Albernheit zur Entwicklung eines „egolosen Zustandes" in einem Menschen bei. Jemand, der über sich selbst lachen kann, hat kein aufgeblasenes Ego. Das Ego ist der Sitz vieler negativer Gefühle wie Zorn, Eifersucht und Habgier. In den Lachclubs spielen wir alberne Spiele, und es ist erstaunlich, Kreativität auf ihrem Höhepunkt zu erleben, wenn die Mitglieder immer wieder mit neuen Ideen kommen. Albernes Benehmen ist eine der grundlegenden Voraussetzungen dafür, Mitglied in einem Lachclub zu sein. Wenn du deine Hemmungen einmal abgelegt hast, dann wirst du dich selbst auf deinem Höhepunkt erleben.

Verspieltheit in Lachclubs

Es gibt einen Spruch, in dem es heißt, daß wir nicht aufhören zu spielen, weil wir alt sind, sondern daß wir alt werden, weil wir aufhören zu spielen. Spielen macht enorm viel Spaß, besonders in der Gruppe. Wenn du Menschen beobachtest, die ohne Einsätze oder Geld spielen, dann wirst du immer beobachten können, daß sie lächeln oder auch lachen. Kinder lachen immer sehr viel, wenn sie spielen. Das Spielen wird jedoch auf die Schulzeit beschränkt. Es wird aufgegeben, sobald wir eine Universität besuchen.

Als Erwachsene werden die Menschen sehr ernsthaft. Sie sind sich sicher, daß das Spielen nur für Kinder da ist. Und wann immer Erwachsene spielen, tun sie es, um Zeit totzuschlagen. Oder sie fangen an, um Geld zu spielen, wobei natürlich kaum jemand einmal lächelt oder lacht. Kinder hingegen spielen immer, weil sie Spaß haben wollen. In den Lachclubs haben wir verschiedene Formen des angeregten Lachens entwickelt, die sehr spielerisch sind. Das „aufschwingende Lachen“, das „Ein-Meter-Lachen“ und das „Cocktail-Lachen“ sind nur einige Beispiele dafür. In den Lachclubs erinnern wir die Menschen immer wieder daran, daß niemand zum Spielen jemals zu alt ist und daß der Geist des Spielens unsterblich ist.

Spaß und Spiel in Lachclubs

Um mit der Verspieltheit in Berührung zu bleiben, entwickeln wir viele lustige Spiele. Wir spielen während unserer Picknicks und auch während unserer normalen Treffen. Viele Lachclubs und ihre Mitglieder denken sich immer neue Ideen und lustige Spiele aus, die ein enorm großes Potential haben, Menschen zum Lachen zu bringen. Diese Spiele bringen die Leute viel eher zum Lachen als Witze. Das Wichtigste daran ist, daß die Mitglieder sich aktiv daran beteiligen und nicht nur passiv zuschauen. Zu den Spielen, die wir bei Lachclub-Treffen und Picknickausflügen spielen, gehören:

Der Wettbewerb im Cola-Trinken: Wir fordern drei oder vier Mitglieder der Gruppe auf, an einem Wettbewerb im Cola-Trinken teilzunehmen. Die meisten können sich nicht vorstellen, was lustig daran sein soll, eine Cola zu trinken. Bald aber klärt sich das Rätsel auf, und es werden Cola-Flaschen präsentiert, an deren Öffnungen Gummisauger für Babyflaschen befestigt sind. Der Anblick der Flaschen bringt jeden zum Lachen. Wenn die Teilnehmer zu trinken anfangen, dann klatschen die Zuschauer rhythmisch dazu, damit es noch komischer wird. Wir haben die Erfahrung gemacht, daß viele Menschen über dieses Spiel viel mehr lachen als über jeden guten Witz.

Der Wettbewerb im Sari-Binden: Der Sari ist ein häufig getragenes Kleidungsstück indischer Frauen. Die Fähigkeit, einen Sari anmutig zu binden, muß man lernen. Wir rufen zwei oder drei Paare auf, und die Damen müssen den Sari um ihre Ehegatten herum wickeln. Unter Händeklatschen, Ho-Ho-Ha-Ha-Singen und Musik werden wir Zeugen, wie ein Mann in einen Sari gekleidet wird, was äußerst spaßig aussieht. Nachdem die Aufgabe erfüllt ist, werden die so bekleideten

Männer gebeten, so zu tun, als gingen sie über einen Laufsteg, wie es bei einigen Modeshows der Fall ist. Auch dies ist ein sehr beliebtes Spiel, das jeden zum Lachen bringt.

Das Malen eines Schnurrbarts: Bei diesem Spiel, an dem zwei oder drei Paare teilnehmen, soll der Ehemann seine Ehefrau mit einem Schnurrbart bemalen. Wir haben es bei unserer ersten *All India Laughter Convention* in Goa im September 1998 gespielt, und 800 Menschen haben sich an einem Wettbewerb im Schnurrbartmalen beteiligt. Man stelle sich die Vielzahl der witzigen Gesichter bei so vielen Teilnehmern vor! Während der Teepause konnten die Leute sich das Lachen einfach nicht verkneifen, wenn sie sich gegenseitig anschauten. Von diesem Spiel waren besonders die Frauen hellauf begeistert.

Den Ehemann „hämmern": Zwei Paare werden gebeten, daran teilzunehmen, und die Damen erhalten einen mit Luft gefüllten Plastikhammer, der nicht wehtut. In diesem Spiel sollen die Ehemänner weinen und um Hilfe oder Vergebung bitten, während die Frauen mit voller Kraft auf sie loshämmern. Die Frau, die gut schlägt, und der Mann, der gut weint, sind die Gewinner.

Dies sind Beispiele für einige Spiele, die aus den kreativen Bemühungen von Lachclub-Mitgliedern entstanden sind. Durch die zentrale Körperschaft, den Laughter Club International, stehen die Spiele dem Netzwerk angeschlossener Clubs im ganzen Land zur Verfügung. Wir planen, schon sehr bald eine Liste lustiger Spiele mit Photos und einer ausführlichen Anleitung zu veröffentlichen. Diese Spiele sind eine sehr gute Möglichkeit, den Bazillus von Langeweile, übermäßiger Ernsthaftigkeit und Depression zu bekämpfen. Durch die Teilnahme an diesen Spielen werden die Menschen zu der Überzeugung kommen, daß es noch viele andere Möglichkeiten gibt, wie man lachen und andere zum Lachen bringen kann.

Kindliches Verhalten in Lachclubs: Wenn du nicht länger von Witzen abhängig sein willst, um lachen zu können, dann werde einfach wie ein Kind. Zu Beginn der Lachclubs, als wir feststellten, daß Witze uns beim Lachen keine große Hilfe waren, zwangen wir uns, in einer Gruppe zu lachen. Viele Leute fanden das aber mechanisch, und es wurde ihnen langweilig. Das Lachen in der Gruppe bietet einen Anreiz, während kindliches Verhalten den Erwachsenen dabei hilft, ihre Hemmungen zu überwinden. In unseren Lachclubs benehmen wir uns oft wie Kinder, indem wir die Zunge im Mund rollen und auf diese Weise lustige Geräusche machen, uns auf die mit Luft gefüllten Wangen klopfen, wie ein Kind lachen oder Kauderwelsch reden. Wir erinnern unsere Mitglieder immer wieder daran, wie wichtig es ist, wie ein Kind zu sein. In seinem Buch *Laughter – The Best Medicine* sagt Robert Holden: „Jedes Kind wird mit einer Fülle an kreativem Potential für Lachen, Spaß, Spiel, Glück und Liebe geboren. Jede Einschränkung einer dieser Möglichkeiten wirkt sich negativ auf das Wachstum und die Entwicklung des Kindes aus. Jeder, der mit dem inneren Kind wächst, wird Gesundheit, Harmonie und Glück finden. Statt aus dem Kind herauszuwachsen, sollten wir daher also mit dem Kind wachsen."

Als Erwachsene bewahren nur ganz wenige Menschen den Überschwang eines Kindes. Es wurden Gedichte über den Wunsch geschrieben, in die Zeit der eigenen Schultage zurückzukehren. Das allein ist aber nicht genug. Zusätzliche Schritte müssen unternommen werden. So, wie man nicht lernen kann, zu schwimmen, ohne ins Wasser zu gehen, so kann man nur dann kindlich sein, wenn man sich wie ein Kind verhält. Zu einer bestimmten Zeit an jedem Tag versuchen wir, alle Lachclub-Mitglieder, unsere Kindheit wieder zu besuchen und diesen sorgenfreien Geist mit in unser Alltagsleben zu nehmen. Kindliches Verhalten kann man entweder mit den eigenen Kindern oder Enkeln oder aber in einer Gruppe Erwachsener in unseren Lachclubs üben.

Das Kauderwelsch-Spiel

Kauderwelsch zu reden ist eine der besten Methoden, um Streß abzubauen. Es ist eine sehr gute Reinigungsübung. In Lachclubs benutzen wir es jedoch als Werkzeug, um Hemmungen abzubauen und uns wie Kinder zu benehmen, um so das Lachen hervorzulocken. Heute wird es in Lachclubs verbreitet als Aufwärmübung eingesetzt, damit die Menschen sich öffnen. Ein Kauderwelsch-Wettbewerb fand zum erstenmal bei unserem Treffen in Goa statt. 35 Mitglieder nahmen teil und sorgten dafür, daß alle Anwesenden sich vor Lachen bogen.

14. Kapitel
Bewußtes Leben: Komplimente machen – Das innere Lachen

Schon bald, nachdem die Lachclubs an Dynamik gewannen, rief mich die Ehefrau eines Lachclub-Mitgliedes an und beklagte sich, daß ihr Mann im Lachclub zwar jeden Morgen herzlich lachte, zu Hause aber weiterhin die Familienmitglieder anschrie, wie er es früher auch schon getan hatte. Dann fragte sie: „Sollten die Lachclubs nicht auch etwas dafür tun, daß das Lachen auch im Inneren der Mitglieder reist?" Ich bat sie, mir zu erklären, was genau sie denn damit meine, daß das Lachen im Inneren reisen solle. Sie suchte ein wenig nach Worten, denn es war offensichtlich, daß sie auf eine solche Frage nicht vorbereitet war. Schließlich sagte sie jedoch, was sie wirklich meine, sei, daß die Lachclub-Mitglieder, um Mitglieder im wahren Sinne zu sein, auch den Geist des Lachens entwickeln sollten. Ich dankte ihr für diesen Vorschlag und versicherte ihr, daß ich ernsthaft darüber nachdenken würde. Um ganz ehrlich zu sein: Zuerst sagte ich es nur der Höflichkeit halber, aber dann ließ ihr Vorschlag mich nicht mehr los, denn während ich mich daran gewöhnt hatte, daß Leute anriefen, um kritische Bemerkungen loszuwerden, war dies das erste Mal, daß jemand, wie ich fühlte, einen konstruktiven Vorschlag gemacht hatte.

Bei weiterem Nachdenken kam ich zu der Erkenntnis, daß der Vorschlag dieser Dame äußerst profund war. Ich fragte mich, ob es nicht tatsächlich stimmte, daß das Lachen einen Menschen nicht allzu weit bringen würde, wenn er dadurch nicht auch wenigstens einen Teil seiner Negativität abwerfen konnte.

Nach einigen ernsthaften Gesprächen mit den Menschen, die Teil der Bewegung waren, wurde entschieden, die Zielsetzung der Lachclubs von „Lache und sei gesund" in „Gesundheit und Glück durch Lachen und den Geist des Lachens“ zu ändern, wobei der Geist des Lachens darin bestand, nicht nur sich selbst, sondern auch andere Menschen glücklich zu machen. Manche Mitglieder interpretieren es so, daß das Lachen und der Geist des Lachens zu einem Teil des Lebens und der Lebensweise der Mitglieder werden sollten.

Meiner Meinung nach war dieser Schritt für den Weg der Lachclub-Bewegung von sehr großer Wichtigkeit, denn er brachte uns eine qualitative Verbesserung, was den Brennpunkt der Bemühungen und Aktivitäten der Lachclubs betrifft. Nun versuchten wir, bestimmte Schritte und Aktionen zu identifizieren, die nicht nur die Mitglieder selbst glücklich machen, sondern sie zugleich motivieren und dafür rüsten würden, auch andere glücklich zu machen.

Rückblickend glaubte ich, daß es eine gute Idee wäre, etwas im Hinblick auf die Mitglieder zu unternehmen, die zwar zu ihrer täglichen Lachsitzung kamen, sich sonst aber nicht verändert hatten. Ich dachte, daß dies eine wunderbare Plattform sei, die den Menschen die Möglichkeit bot, sich jeden Tag zu treffen, und daß es eine gute Idee wäre, einige Beschlüsse zu fassen, die sie zu einem Umdenken bewegen würden. Die Idee war, negatives in positives Denken zu verwandeln. Wir begannen, nach negativen Gefühlen und Gewohnheiten zu suchen, die uns am Lachen hindern.

Komplimente machen

Eine schlechte Angewohnheit der meisten Menschen besteht darin, andere zu kritisieren, entweder, um Zeit totzuschlagen, oder einfach so zum Spaß. Während der morgendlichen Spaziergänge drehten sich die Gespräche normalerweise um Politik, den Preisanstieg, die Korruption der Regierung, Umweltverschmutzung, Verkehrsstaus, die schlecht gehende Wirtschaft und so weiter. An zweiter Stelle standen Probleme, die sich auf die Kinder oder andere Familienmitglieder bezogen. Natürlich konnte ich nicht alle Probleme lösen. Aber ich wollte negative durch positive Gedanken ersetzen. Wenn man die Gewohnheit ablegen will, andere zu kritisieren, warum soll man dann nicht damit beginnen, indem man anderen Menschen Komplimente macht und auf diese Weise ihre Stimmung und ihr Selbstwertgefühl steigert? Eines schönen

Tages, als die Lachsitzung zu Ende war, machte ich eine Ankündigung: „Meine Damen und Herren, heute ist Montag, und von nun an werden wir jeden Montag beschließen, daß wir im Laufe der Woche anderen Menschen Komplimente machen. Wir werden ihre guten Eigenschaften anerkennen und in unseren Häusern, unseren Büros und unseren gesellschaftlichen Kreisen mehr und mehr Freunde gewinnen."

Anderen Menschen Komplimente zu machen war das erste Gebot, das wir bei unserer Suche nach verschiedenen Möglichkeiten eines bewußteren Lebens einführten. Sonntags nach der Lachsitzung berichtete jeder von seinen Erfahrungen damit, anderen ein Kompliment zu machen. Wem hatten die Clubmitglieder Komplimente gemacht, und was war dabei herausgekommen? Anfangs war die Reaktion nicht sonderlich begeistert, aber einige Leute meinten, es sei eine gute Idee. Vielen fiel es schwer, anderen einfach ein Kompliment zu machen, denn es erschien ihnen wie Schmeichelei und Kriecherei. Ich verkündete wiederholt, daß Gesundheit und Glück durch Lachen eines der Ziele der Lachclubs sei. Das Glück, das hier zum Ziel gesetzt wird, besteht aber nicht nur darin, sich selbst glücklich zu machen, sondern auch andere, was wiederum zum eigenen Glück beiträgt. Eine Möglichkeit, andere glücklich zu machen, besteht darin, ihnen ehrlich gemeinte und verdiente Komplimente zu machen.

Einige Mitglieder hatten sehr viel Erfolg, und sie begannen, ihre Ehefrauen und ihre Kinder zu loben, während andere freundliche Worte an ihre Dienstboten richteten. In Indien loben nur sehr wenige Männer ihre Ehefrauen durch Worte. Sie mögen Zuneigung in ihren Herzen spüren, aber sie bringen ihre Gefühle nicht unbedingt zum Ausdruck. So sagen zum Beispiel nur sehr wenige Männer zu ihren Frauen: „Ich liebe dich." Eines schönen Tages ging eines der Mitglieder nach der Lachsitzung nach Hause und sagte zu seiner Frau: „Du siehst sehr schön aus." Sie aber war gerade erst aus dem Bett aufgestanden. Sie fragte sich, was mit ihrem Mann geschehen war, denn das hatte er in den letzten 25 Jahren ihrer Ehe nicht ein einziges Mal zu ihr gesagt. Er hatte seiner Frau noch nie gesagt, daß sie schön sei, aber als er es dann endlich sagte, war es zum falschen Zeitpunkt. Hätte er diese Worte zu ihr gesagt, als sie vor einer Party ihr schönstes Kleid anzog, dann hätten sie sicherlich sinnvoller geklungen.

Ein Sozialarbeiter aus einem Lachclub bedankte sich bei einem Busfahrer, ehe er ausstieg. Alle schauten ihn an, denn nicht viele Leute bedanken sich bei Busfahrern, Taxifahrern oder Dienstboten im Haus. Trotz des anfänglichen Spotts und Widerstandes begannen die Leute durch die wiederholten Ankündigungen und Mahnungen, die Idee zu verinnerlichen. Und gegen jede Veränderung gibt es zuerst einmal Widerstand, selbst dann, wenn sie etwas verbessert. Ich war überrascht, als ich feststellte, daß es vielen Menschen sehr schwerfällt, anderen ein Kompliment zu machen. Der Mensch neigt im großen und ganzen dazu, in anderen immer nur das Falsche und Schlechte zu sehen, zu kritisieren und zu verurteilen und das Gute zu ignorieren. Das führt dazu, daß viel negative Energie erzeugt wird, und rundherum entstehen Unstimmigkeiten, Bitterkeit, Ungeduld, Spannung und gestörte Beziehungen. Die Teilnehmer sollten von den Erfahrungen berichten, die sie damit gemacht hatten, anderen Komplimente zu machen. Dadurch sollten sie lernen, wie man auf anmutige Weise ein Kompliment macht. Was kann man loben – und wie? Wir sagen unseren Mitgliedern, daß es ganz wichtig ist, nach guten Eigenschaften bei anderen Menschen zu suchen und diese entsprechend anzuerkennen. Unangebrachte, unverdiente oder unnötige Komplimente könnten als Scherz oder Anbiederei mißverstanden werden.

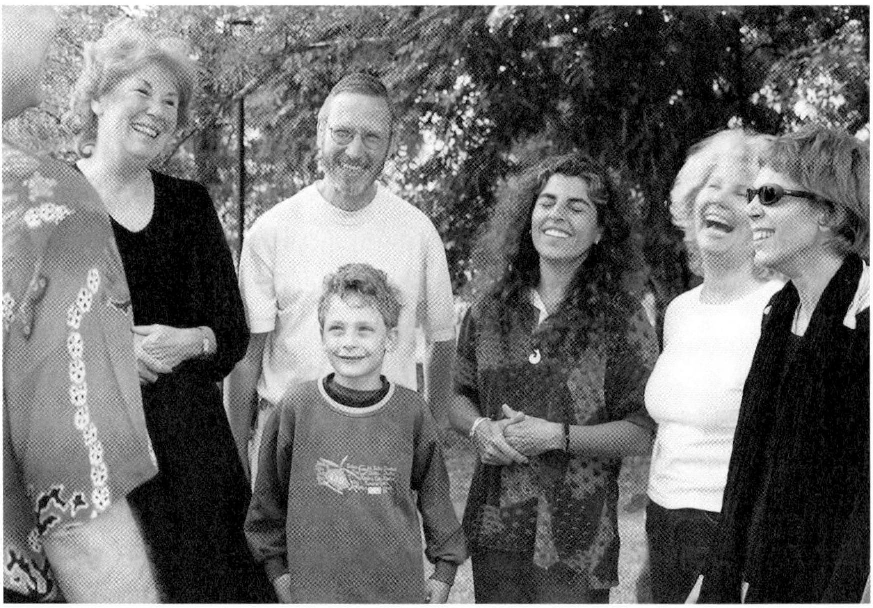

Ist es notwendig, Komplimente zu machen?

Menschen aller Altersklassen, in allen gesellschaftlichen Schichten und auf allen Stufen von Erfolg oder Mißerfolg brauchen Liebe und Anerkennung, um glücklich leben zu können. Jeder muß wahrgenommen und anerkannt werden, wenn er sein Bestes leisten soll. Die meisten von uns wollen gesagt bekommen, wie wir sind. Wenn man unseren bestmöglichen Anstrengungen nur mit Schweigen begegnet, dann neigen wir dazu, unachtsam, nachlässig und feindselig zu werden.

Jeder von uns hat eine mentale Vorstellung von sich selbst, ein Selbstbild. Damit wir unser Leben einigermaßen befriedigend finden, muß unser Selbstbild eines sein, mit dem wir leben und das wir mögen können. Wenn wir auf unser Selbstbild stolz sind, dann fühlen wir uns selbstsicher und frei genug, wir selbst zu sein. Wir geben unser Bestes. Wenn wir uns hingegen unseres Selbstbildes schämen, dann versuchen wir eher, uns zu verstecken als uns selbst zum Ausdruck zu bringen. In einer solchen Situation werden wir feindselig und unausstehlich. Mit einem Menschen, dessen Selbstwertgefühl gesteigert wird, geschieht so etwas wie ein kleines Wunder. Plötzlich mag er andere Menschen besser leiden. Er wird freundlicher und den Menschen in seinem Umfeld gegenüber aufgeschlossener. Lob ist wie eine Politur, die hilft, das eigene Selbstbild hell und glänzend zu erhalten. Indem du die Stimmung eines anderen Menschen hebst und zur Steigerung seines Selbstwertgefühls beiträgst, bringst du ihn dazu, daß er dich mögen und mit dir zusammenarbeiten will. Jemandem zu schmeicheln oder Gefühle in Worte zu fassen, die wir nicht empfinden, kommt einer Unaufrichtigkeit gleich, die schnell erkannt wird und die niemandem nutzt.

Wenn man ein Kompliment zurückhält, dann begeht man eine Art von Täuschung. Man sollte es deshalb so schnell wie möglich weitergeben. Es könnte einem unglücklichen Menschen einen Augenblick der Freude schenken oder ihm helfen, mit einem Gefühl tiefer Verzweiflung fertig zu werden. Es wird jemandem dabei helfen, die beiden Erzfeinde menschlichen Glücks zu besiegen – Einsamkeit und Bedeutungslosigkeit.

Das Glück kehrt zurück

Wie Künstler Freude daran finden, anderen Menschen Schönheit zu schenken, so wird auch jeder, der die Kunst des Lobens beherrscht, feststellen, daß sie den Gebenden ebenso sehr segnet wie den, der empfängt. Es ist etwas Wahres an dem Sprichwort: „Ein wenig Duft bleibt immer an den Händen derer haften, die Rosen schenken." Wenn dein Gefühl der Dankbarkeit und deine Bereitschaft, sie zum Ausdruck zu bringen, größer werden, dann machst du die Menschen um dich herum glücklicher, und du selbst wirst auch zu einem glücklicheren Menschen werden.

Wie man Komplimente macht

Man kann Komplimente bei einer lockeren Unterhaltung machen, in einem Brief oder in einer anderen schriftlichen Botschaft. Es gibt aber auch noch einen anderen Weg – Komplimente durch Dritte. Wenn jemand dir auf direkte Weise etwas Nettes sagt, dann besteht das Risiko, daß du es als bloße Höflichkeit oder sogar als Schmeichelei abtust. Vielen Menschen fällt es schwer, anderen direkt Komplimente zu machen, denn es kann doch zu einiger Verlegenheit führen. Diese Menschen können zu dem Zuflucht nehmen, was man als „Komplimente durch Dritte" bezeichnen könnte. Diese Form des Lobens ist wesentlich einfacher und vielleicht sogar noch wirksamer. Wenn ein indirekt gemachtes Kompliment die betreffende Person erreicht, dann ist es vielleicht noch besser als ein direkt gemachtes Kompliment, denn die meisten Menschen glauben, daß jemand, der dich hinter deinem Rücken lobt, wahrscheinlich auch meint, was er sagt.

Wann man Komplimente machen sollte

Die goldene Regel der Anerkennung ist: Tue es jetzt! Tue es, während dein Gefühl der Dankbarkeit frisch und stark ist. Wenn ein Gefühl der Dankbarkeit in dir aufblitzt, dann folge ihm, ehe der Impuls sich wieder verflüchtigt.

Einige Beispiele aus Lachclubs

Die Idee hat sich zwar noch nicht voll durchgesetzt, aber ein guter Anfang ist gemacht. Ich möchte einige Geschichten erzählen.

1. An der Ecke der Straße, in der ich in Mumbai lebe, sitzt ein kleiner Schuster. Er war glücklich und vollauf damit beschäftigt, Schuhe zu reparieren. Eines schönen Tages blieb ich eine Weile bei ihm stehen und wollte meine Gefühle ihm gegenüber zum Ausdruck bringen. Ich sagte: „Mein lieber Herr, Sie leisten den Menschen treue Dienste. Wissen Sie eigentlich, daß die Arbeit, die Sie hier für wenige Paise[7] tun, von vielen Menschen als schmutzige Arbeit angesehen wird?“ Er lächelte und war ganz hingerissen, daß jemand ihm ein solches Kompliment machte. Seitdem lächelt er mich jedesmal an, wenn ich an seinem Laden vorübergehe. Ich konnte deutlich sehen, wie seine Stimmung dadurch gehoben wurde, daß jemand seinen Beitrag für die Gesellschaft würdigte.
2. Herr Samtani vom Jogger's Park Bandra Lachclub in Mumbai wollte mit dem Taxi von Bandra nach Mahim fahren. Die meisten Taxifahrer lehnten es ab, ihn zu befördern, denn die Strecke war sehr kurz und daher nicht lukrativ. Plötzlich erinnerte Herr Samtani sich an die Magie des Kompliments. Er winkte einem Taxifahrer und sagte: „Guten Morgen. Wie geht es Ihnen?“ Der Taxifahrer war überrascht und wunderte sich über die Anrede *Bada Saab* (großer Boss) für einen so unwichtigen Menschen wie einen Taxifahrer. Er war über diese Geste überglücklich und fuhr Herrn Samtani gerne nach Mahim. Während der ganzen Fahrt unterhielt er sich mit seinem Kunden und teilte ihm seine Ansichten zu verschiedenen Aspekten des Lebens in der heutigen Zeit mit.
3. Bei einem unserer sonntäglichen Treffen erzählte ein Mitglied: „Ich habe noch nie Komplimente gemacht, aber einmal fing ich an, jemanden zu kritisieren. Plötzlich stoppte mich meine innere Stimme und sagte: ‚Hey! Hey!! Was tust du? Du bist ein Lachclub-Mitglied, und eigentlich solltest du anderen Komplimente machen!‘“ Ich glaube, daß das ein Erfolg war.

Um die Sache abzuschließen: Was die Lachclubs wirklich erreichen wollen, ist nicht nur das äußere Lachen, sondern auch das Lachen in

7 1 indische Rupie = 100 Paise

uns. Komplimente zu machen führt zu dem, was wir gern als das „innere Lachen“ bezeichnen möchten, das „der Geist des Lachens“ ist. Während unseres monatlichen Treffens frage ich Lachclub-Mitglieder häufig: „Warum will man immer weiter viel Geld verdienen, viel mehr als das, was man für den täglich notwendigen Bedarf braucht?“ Man tut es, um wahrgenommen und anerkannt zu werden. Es macht keinen Sinn, ein palastähnliches Haus zu bauen, wenn du nicht auch Parties darin gibst und dafür sorgst, daß mehr und mehr Leute deine Leistung und deinen Geschmack bewundern.

Wenn du große Summen an Geld nur ausgibst, um Lob und Anerkennung zu bekommen, dann mußt du dir nicht das Herz zerbrechen, nur um so viel Geld zu verdienen. Wenn Menschen so viel Geld auf der Suche nach Komplimenten ausgeben, warum sollte man sie ihnen nicht freizügig und freiwillig machen?

Durch den Laughter Club International bauen wir ein Netzwerk gleichgesinnter Menschen auf, die über ihre Erfahrungen damit berichten, anderen Komplimente zu machen. Wir planen, ein Buch darüber zu veröffentlichen, „wie und auf wie viele verschiedene Weisen man anderen Komplimente machen kann“. Dadurch würde eine Fülle an Wissen verfügbar, das Millionen von Menschen dazu inspirieren könnte, Glück zu verbreiten. Die Idee, Komplimente zu machen, ist nicht neu. Durch die Plattform der Lachclubs wird sie jedoch manifestiert, anstatt bloßes theoretisches Wissen zu bleiben. Indem wir Komplimente machen, entwickeln wir, die Mitglieder der Lachclubs, die bewußte Angewohnheit, andere zu loben und Herzen zu gewinnen. Indirekt wird dies dazu beitragen, daß wir die Gewohnheit ablegen, andere zu kritisieren, denn das schafft eine feindselige Atmosphäre und hält uns davon ab, zu lachen.

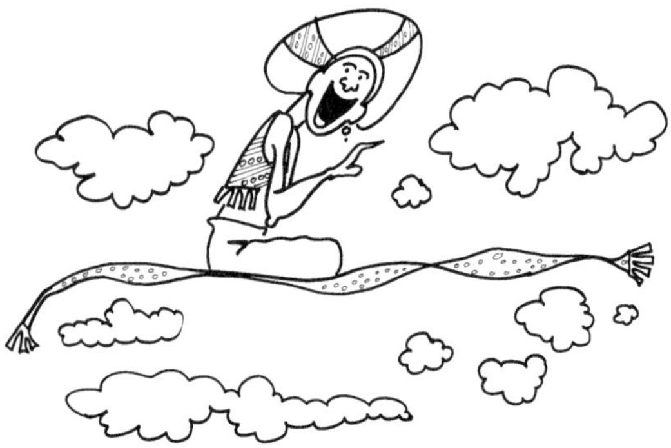

15. Kapitel
Bewußtes Leben: Was hat Verzeihen mit den Lachclubs zu tun?

Das Lachen in den Lachclubs soll sich nicht auf das äußere Lachen beschränken oder nur der körperlichen Ertüchtigung dienen. Es soll auch das innere Lachen, das heißt, den Geist des Lachens, entwickeln. Das bedeutet, daß man selbst glücklich ist und auch andere glücklich macht. Es ist das gemeinsame Bestreben, nach Formeln für ein streßfreies Leben zu suchen. Um in Frieden und Harmonie leben zu können, müssen wir erkennen, was uns am Lachen hindert, und uns dessen stets bewußt sein. Wenn man die verschiedenen Aspekte des menschlichen Verhaltens betrachtet, dann gibt es da eine Wesenheit, die man als Ego bezeichnet. Es ist dieses Ego, das immer wieder verletzt wird, und es macht unser Leben unglücklich, obwohl wir stets darum bemüht sind, unser Bestes zu tun. Eine sehr merkwürdige Verhaltensweise der Menschen hat mich im Laufe der Jahre immer wieder erstaunt: Um eine Beziehung aufzubauen, braucht es Jahre, aber um uralte Bande zu durchschneiden, braucht es nur einen einzigen Schlag. Freunde und Verwandte werden plötzlich zu Feinden und setzen alles daran, sich gegenseitig „zu erledigen" – genau dieselben Menschen, die zuvor nicht ohne einander leben konnten. Was bewirkt solch einen Unterschied und führt zu solchen Veränderungen in den Herzen der Menschen? Meine gelehrten Freunde sagen mir, es sei das Ego.

Wir alle gehen durchs Leben in einer Welt, in der sogar gutmeinende Menschen sich gegenseitig verletzen. Ein Freund beleidigt oder verrät dich, Eltern mißbrauchen ihre Kinder, ein Liebhaber gibt dir den Laufpaß und so weiter. Dadurch entsteht ein Strom schmerzlicher Erinnerungen. Wenn Groll und Kummer nicht vergeben werden, lassen Bitterkeit und Ärger die alten Wunden nicht heilen. Sie verfolgen beide

Parteien fortwährend und fügen ihnen sowohl körperlichen als auch psychischen Schaden zu. Im Jainismus, im Christentum und in vielen anderen Religionen wird ausführlich gepredigt, daß Vergebung die Herrschaft des Schmerzes über unser Gemüt bricht und die Pforten für die Möglichkeit öffnet, Ärger und Kummer zu heilen. Haß und Rache hingegen sind völlig kontraproduktiv. Entschuldigung und Verzeihen sind langfristig sicherlich die besten Alternativen für beide, für denjenigen, der verzeiht, und auch für denjenigen, dem verziehen wird.

Aber all das ist leichter gesagt als getan. Auch wenn wir um Verzeihung bitten wollen, gibt es tief in unserem Inneren etwas, das uns daran hindert. Die meisten Menschen empfinden es als demütigend, sich entschuldigen zu müssen, und vielen fällt es schwer, Menschen zu vergeben, die ihnen eine tiefe Verletzung zugefügt haben. Auch wenn beide Parteien die Verletzung durchaus anerkennen, so stellt sich doch die Frage, wer zuerst um Verzeihung bittet.

Was uns daran hindert, uns zu entschuldigen oder anderen zu verzeihen

Es gibt eine Reihe falscher Vorstellungen, die uns daran hindern, uns für die beste Alternative zu entscheiden, nämlich um Verzeihung zu bitten und zu verzeihen. Wir wollen diese falschen Vorstellungen etwas realistischer betrachten, denn dies wird uns dabei helfen, Hürden zu überwinden.

a) Die erste falsche Vorstellung ist der Glaube, daß eine Entschuldigung die Person, die sich entschuldigt, schwach erscheinen läßt und dazu führt, daß sie gedemütigt wird. Das ist falsch und widerspricht allen Erfahrungen. Es ist der Eindruck, den jemand hat, der es noch nie versucht hat. Tatsache ist jedoch, daß es sehr großen moralischen Mut erfordert, sich zu entschuldigen, und statt gedemütigt zu werden, gewinnt derjenige, der sich entschuldigt, in den Augen des anderen an Achtung, was wiederum dazu führt, daß dieser in Betracht zieht, ihm zu verzeihen.
b) Außerdem hat die Person, die sich entschuldigen will, Zweifel daran, ob der andere ihre Entschuldigung auch akzeptiert. In Wahrheit sind die meisten Menschen aber verständnisvoll, wenn man zugibt,

daß man einen Fehler gemacht hat. Der Instinkt zur Großzügigkeit, den jeder Mensch besitzt, wird davon berührt. Wenn deine Entschuldigung einmal zurückgewiesen wird, dann kann das auch daran liegen, daß jemand besonders tief verletzt wurde oder besonders sensibel ist. Bei nicht nachlassendem Bemühen werden die meisten Menschen ihren Widerstand jedoch aufgeben, und du erhältst mit Sicherheit die Chance zu einer friedlichen Koexistenz. Wenn deine Entschuldigung nicht akzeptiert wird, liegt es vielleicht auch daran, daß du dich nicht reumütig genug gezeigt hast, um den Schmerz der anderen Person zu lindern.

c) Die natürliche Reaktion auf eine tiefe und unfaire Verletzung ist Haß. Er entsteht sehr leicht und läßt den Wunsch aufkommen, es dem anderen gleichzutun und ihn ebenfalls zu verletzen. Daher erfordert Verzeihen auf den ersten Blick, daß man sich entgegen seinem eigentlichen Interesse verhält, und das erscheint unnatürlich und ungerecht, denn das eigene Gerechtigkeitsgefühl sagt einem, daß die Menschen für ihre Übeltaten bezahlen müssen. Aus diesen Gründen glaubt der Verzeihende, daß Verzeihen eine Schwäche sei. Oberflächlich betrachtet, mögen diese Gefühle und Emotionen durchaus richtig sein, aber wenn man sie etwas genauer untersucht, wird klar, daß Verzeihen schwierig und absolut kein Zeichen von Schwäche ist. Es erfordert viel Mut, eine Person in Ruhe zu lassen, die einen verletzt hat. Mancher mag die Idee des Verzeihens zwar für passiv halten, aber wahre Vergebung ist ein positiver Akt, der enorm große spirituelle Kraft erfordert. Deshalb sind Menschen, die um Verzeihung bitten, und Menschen, die verzeihen, keine normalen Menschen. Man braucht ein sehr stabiles Gemüt, um wirklich verstehen zu können, wie Haß und Rache sich auf die Zukunft auswirken. Wenn man aber nur um Verzeihung bittet oder diese in Betracht zieht, weil man Angst hat, daß der andere stärker sein könne als man selbst, dann wäre es möglich, daß das Ergebnis langfristig betrachtet keine Früchte trägt.

d) Ein weiteres Problem, das uns am Verzeihen hindert, besteht darin, daß eine Person die andere vielleicht immer wieder verletzt und anschließend um Verzeihung bittet. Wenn das der Fall ist, kann der Verzeihende eine klare Position beziehen diese dem anderen nachdrücklich darlegen. Im Einzelfall sollte man diese Möglichkeit jedoch nicht in Betracht ziehen.

e) Verzeihen fällt sehr leicht, wenn man die Situation einmal analysiert und feststellt, ob die falsche Handlung beabsichtigt war oder nicht. Eine ruhige Betrachtung der Sache wird dazu beitragen, daß die verletzte Person die Wahrheit erkennt und dann ernstlich über die bestmögliche Alternative, das Verzeihen, nachdenkt. Auch wenn die Verletzung absichtlich erfolgt ist, wird eine entsprechende Mitteilung, daß du in Frieden leben möchtest, den anderen erkennen lassen, daß er einen Fehler gemacht hat.

Es ist nur äußerst selten so, daß der Übeltäter ganz allein die Schuld trägt und die verletzte Person absolut unschuldig ist. Wenn jemand dich beleidigt oder verletzt hat, dann schaue tief in dich hinein, ob dein Verhalten nicht vielleicht auch ein wenig dazu beigetragen hat. Wenn du sehen kannst, daß du – wenn vielleicht auch nur in geringem Maße – dazu beigetragen hast, wird dir das Verzeihen wesentlich leichter fallen. Kein Mensch ist nur gut oder nur schlecht, und jeder trägt etwas Gutes und etwas Schlechtes in sich. In der Praxis ist die Anwendung dieser Wahrheit aber sehr einseitig. Wenn ich der Übeltäter bin, dann minimiere ich das, was ich falsch gemacht habe, indem ich sage: „Ich bin gar nicht so schlecht, wie man mich machen will. Immerhin gibt es doch so viel Gutes in mir." Diese Tatsache wird praktischerweise schnell vergessen und übersehen, wenn jemand anders der Übeltäter ist. Seine Missetaten werden übertrieben dargestellt, und seine guten Seiten werden ignoriert. Wenn der Verzeihende sich daran erinnert, daß auch der andere Mensch etwas Gutes in sich trägt, dann wird es ihm viel leichter fallen, eine Entschuldigung oder Vergebung in Betracht zu ziehen.

Die wirkungsvolle Entschuldigung

Häufig wird eine Entschuldigung deshalb nicht angenommen, weil sie nicht in der richtigen Weise vorgebracht wird. Natürlich muß eine Entschuldigung aufrichtig sein und den Wunsch des Verzeihenden nach Änderung im Verhalten des andern erfüllen. Sonst war die ganze Mühe vielleicht umsonst. Damit eine Entschuldigung wirkungsvoll ist, sollten die folgenden Punkte beachtet werden.

a) Die Entschuldigung sollte direkt sein, und derjenige, der sich entschuldigt, sollte nie so tun, als täte er etwas anderes.

b) Der Verzeihende muß erkennen können, daß die Entschuldigung wirklich aufrichtig gemeint ist. Deshalb darf derjenige, der um Verzeihung bittet, nicht zu Boden oder woanders hin schauen, sondern er muß in die Augen desjenigen schauen, der ihm verzeihen soll, auch wenn ihm dies einen Moment lang peinlich sein mag.
c) Derjenige, der um Verzeihung bittet, muß zeigen, daß er bereit ist, die Verantwortung zu übernehmen. Diese Bereitschaft muß umfassend sein. Ausreden sollten vermieden werden, denn dadurch wird die Entschuldigung verwässert. Wenn man sich ohne unnötige Ausreden entschuldigt, fühlen beide Parteien sich besser.
d) Meist wird es nicht ausreichen, nur zu sagen: „Es tut mir leid."Das Opfer möchte sehen, daß derjenige, der sich entschuldigt, sich wirklich schlecht fühlt und bestürzt ist. Wenn er seine Entschuldigung mit etwas mehr Ausdruckskraft vorbringen kann, dann ist es wahrscheinlicher, daß der andere sich beruhigt.

Die wirkungsvolle Vergebung

Wie eine nicht wirkungsvolle Entschuldigung, kann auch eine nicht wirkungsvolle Vergebung alle Anstrengungen zunichte machen. Die folgenden Punkte sollten beachtet werden, damit eine Vergebung wirkungsvoll ist:
a) Sie muß mit Wohlwollen erfolgen.
b) Sie muß aufrichtig sein und zeigen, daß der Verzeihende einen Sinneswandel durchmacht.
c) Sie darf nicht so aussehen, als würde sie nur ausgesprochen, um dem anderen einen Gefallen zu tun. Sie darf keine Warnungen oder Drohungen enthalten. Sie sollte vielmehr darauf hinweisen, daß derjenige, der sich entschuldigt, in Zukunft solche Provokationen doch unterlassen möge, so daß beide in Frieden und Harmonie leben können.
d) Es ist sehr wichtig, daß man eine Entschuldigung akzeptiert. Deshalb muß sichtbar sein, daß der Vergebende sie auch wirklich annimmt. Da es den meisten Menschen schwerfällt, sich zu entschuldigen, könnte man zum Beispiel sagen: „Ich weiß, daß es dir schwergefallen sein muß, dich zu entschuldigen, und ich weiß es

sehr zu schätzen, daß du das gesagt hast.“ Man könnte den anderen auch zu einer Tasse Tee einladen. Auch das Schreiben eines Briefes zeigt auf wirkungsvolle Weise, daß man eine Entschuldigung angenommen hat. Solche symbolischen Gesten können das Band der Vergebung stärken. Wo es angebracht ist, kann man auch die Hand des anderen nehmen oder ihn umarmen. Dies wird der zukünftigen Beziehung eine zusätzliche positive Qualität verleihen.

Alte Akten sollten geschlossen bleiben

Die beiden Worte „vergeben und vergessen“ gehören im allgemeinen zusammen. Und das ist auch richtig so, denn wenn der Vergebende nicht in der Lage wäre zu vergessen, dann hätte er nicht wirklich vergeben. Das Vergessen braucht seine Zeit. Das ist aber kein Grund zur Sorge, denn wenn die Vergebung aufrichtig war, werden die Wunden heilen und das Vergessen wird irgendwann kommen. Vergessen heißt aber nicht, das ganze Geschehnis aus der Erinnerung zu streichen. Was vergessen werden muß, sind die Verletzung, der Ärger und die Bitterkeit. Einzelheiten der Geschehnisse, die man ohne Bitterkeit und Groll im Gedächtnis behält, können dem nützlichen Zweck dienen, daß andere aus dieser Erfahrung lernen können. Alle Anstrengungen werden zunichte gemacht, wenn man bereits bei der geringsten Provokation versucht, alte Geschichten wieder aufzuwärmen. Ich habe gesehen, wie Menschen sich jahrelang gegenseitig das Leben schwer gemacht haben, indem sie immer wieder von Ereignissen sprachen, die zwanzig Jahre zurücklagen.

Um diesen Punkt zu veranschaulichen, erzählen und spielen wir eine Geschichte, in der es darum geht, auf welche Weise Jäger Affen fangen. Sie stellen eine Kiste auf, die so konstruiert ist, daß ein Affe durch eine schmale Öffnung seine leere Hand hineinstrecken und die Bananen ergreifen kann, die sich in der Kiste befinden. Sobald der Affe aber eine Banane in der Hand hat, wird es schwierig für ihn, seine Hand wieder aus der Kiste herauszuziehen. Wäre er so klug, die Banane loszulassen, dann wäre er frei. Weil er die Banane festhält, wird er gefangen. In unseren Workshops lassen wir einen Teilnehmer tatsächlich eine Banane festhalten und sagen ihm, daß er versuchen soll, seine

Hand aus der Kiste zu ziehen. Das geht natürlich nicht. In Anlehnung an diese Geschichte erinnern wir unsere Mitglieder daran, daß wir uns immer dann wie der Affe benehmen, der an seiner Banane festhält, wenn wir den Fehler begehen, alten Kummer wieder hervorzuholen.

Die Vorteile von Entschuldigung und Vergebung

Experten sind zu der Erkenntnis gekommen, daß Vergeben und Vergessen äußerst wichtige Schutzmechanismen sind. Sie sind die unberührten und am wenigsten verstandenen Quellen heilender Kraft.

a) Wenn jemand seinen Fehler erkennt, aber nicht den Mut aufbringt, sich dafür zu entschuldigen, dann bringt ihm das absolut nichts. Er betreibt vielmehr eine endlose Selbstbestrafung. Um Verzeihung zu bitten, kann ihn von dieser Bestrafung befreien.
b) In einer gespannten Beziehung leben beide Parteien unter Streß. Entschuldigung und Vergebung können zu neuem Glück für beide führen.
c) Der Schmerz verliert seine Gewalt über unseren Geist, und es öffnen sich die Türen neuer Möglichkeiten. Aus altem Schmerz könnte ein neuer Anfang entstehen.
d) Vergebung verwandelt Feindseligkeit in Hilfsbereitschaft und verbessert die Stimmung sowohl des Verzeihenden als auch desjenigen, dem verziehen wird.
e) Man sagt, die wichtigste Zutat beim Verzeihen sei die Liebe, und die größte Kraft hat die Vergebung bei den Menschen, die wir lieben und die uns verletzt haben. In diesen Fällen hat das Verzeihen die Kraft, Freundschaften, Ehen und berufliche Laufbahnen zu erneuern.
f) Haß und Rache zerstören die Harmonie der gesamten Familie. Haß, ob aktiv oder passiv, ist eine bösartige Geschwulst, die wächst, dich von innen heraus auffrißt und fortwährend schädliche Chemikalien freisetzt, die eine Reihe von Krankheiten hervorrufen können. Rache gleicht den Spielstand niemals aus. Sie führt lediglich zu einer endlosen Reihe von Vergeltungsmaßnahmen. Die Geschichte ist voll von Beispielen, in denen ein kleiner Akt der Rache ganze Familien ausgelöscht und zu Kriegen zwischen Nationen geführt

hat. Mahatma Gandhi sagte einmal, wenn wir alle nach der Gerechtigkeit „Auge um Auge“ leben würden, dann wäre die gesamte Menschheit blind.

Doppelter Nutzen

Es gibt viele Situationen im Leben, in denen man dazu provoziert wird, sich zu ärgern. Wenn du wütend auf jemanden bist, der dich ärgert, und unablässig mit ihm kämpfst, dann kannst du vieles dadurch erreichen, daß du nach einiger Zeit, wenn die Wut ein wenig verraucht ist, sagst, daß es dir leid tut. Du kannst mit deinem Kind, einem Mitglied deiner Familie, einem Angestellten oder einem Nachbarn kämpfen. Dadurch werden ihre Gefühle verletzt, auch wenn sie nicht in der Lage sind, das zum Ausdruck zu bringen. Man kann aber den Mut aufbringen, zu der Person hinzugehen, mit der man kurz zuvor noch gekämpft hat, und zu sagen: „Es tut mir leid. Ich bin wütend auf dich geworden, aber ich habe mich aufgeregt, weil ich es nicht mochte, wie du dich mir gegenüber verhalten hast.“ Indem du sagst, daß es dir leid tut, neutralisierst du die verletzten Gefühle, die dein Ausbruch verursacht hat, und du kannst diese Gelegenheit nutzen, um die Person noch einmal daran zu erinnern, warum du wütend geworden bist.

Freitag ist der Tag des Verzeihens

Im Jainismus gibt es ein jährliches Fest, das *„Michhami Dukkadam“* genannt wird, was soviel bedeutet wie „um Verzeihung bitten“. An einem bestimmten Tag bitten die Menschen sich nach den Gebeten im Tempel gegenseitig um Verzeihung. Es gibt sogar Vergebungskarten, ähnlich wie Grußkarten zu Neujahr, die man an Verwandte, Freunde und Kollegen schicken und mit denen man um Verzeihung bitten kann, wenn man den Empfänger direkt oder indirekt verletzt hat. Das war bereits in ganz früher Zeit eine gute Plattform für Menschen, denen es schwerfällt, ihre Entschuldigung den betroffenen Menschen gegenüber direkt mündlich auszusprechen.

Ich habe einmal an einer solchen Veranstaltung teilgenommen und war davon äußerst beeindruckt. Ich dachte, daß es lohnenswert sei, das Verzeihen auch in die Lachclubs aufzunehmen. Im März 1997 erklärte ich den Mitgliedern meine Idee, und den meisten von ihnen gefiel sie. Einmal pro Jahr hätte aber nicht ausgereicht, um diese Idee wirklich zu verinnerlichen, und die Abstände wären auch zu groß gewesen, um mit verschiedenen praktischen Aspekten experimentieren zu können. Also dachte ich: Warum die Mitglieder nicht jeden Freitag daran erinnern? Zwischen einem bestimmten Wochentag und dem Verzeihen besteht kein Zusammenhang. Also kündigt der Moderator jeden Freitag an: „Liebe Freunde, heute ist Freitag, unser Tag des Verzeihens. Wenn ihr glaubt, daß ihr jemanden verletzt habt, und wenn es jemanden gibt, mit dem ihr schon lange Zeit nicht mehr gesprochen habt, dann ist jetzt die Zeit, ein wenig Mut aufzubringen und sich zu entschuldigen, indem ihr sagt: ‚Wissentlich oder unwissentlich, wenn ich dich in irgendeiner Weise verletzt habe, dann tut es mir leid.' Ladet ihn oder sie zu einer Tasse Tee oder zum Abendessen ein, um einen neuen Anfang zu machen."

Lachclubs und Vergebung

Daß wir den Freitag zum „Tag der Vergebung" in den Lachclubs bestimmt haben, ist kein Scherz und auch kein leerer Spruch. Auf richtige Weise umgesetzt, kann er ein wertvolles Mittel sein, um das innere Lachen der Mitglieder zu stärken. Durch die wiederholten Ankündigungen und eine Art von Generalprobe jeden Freitag werden die Chancen, daß diese Idee verinnerlicht wird, beträchtlich erhöht. Bei den meisten Leuten besteht das Problem darin, daß es ihnen selbst dann schwerfällt, ihre Gefühle in Worte zu fassen, wenn sie sagen wollen, daß es ihnen leid tut. Indem wir es immer wieder tun, machen wir es zu einer bewußten Gewohnheit, so daß es leichter fällt, wenn es wirklich erforderlich ist. Ich selbst habe aus dieser Idee sehr großen Nutzen gezogen. Ich habe bestimmt mehr als ein Dutzend Beziehungen erneuert, indem ich mich entschuldigt habe. In der Tat sind einige Bindungen sogar stärker geworden als zuvor.

Was ist Vergebung nicht?

Vergebung ist die Fähigkeit, Zorn zu kontrollieren, indem man die Situation in ihrer Tiefe versteht und dann die richtige Antwort anstelle der prompten Reaktion wählt. Sie verhindert das Entstehen von Zorn und befähigt einen, das Gefühl der Rache zu kontrollieren. Vergebung ist Freundlichkeit, Zärtlichkeit, Seelenverwandtschaft und Liebe, die nach sorgfältigem Nachdenken zum Ausdruck gebracht werden. Heuchelei ist, wenn man nach außen hin vergibt und innerlich Rache, Neid und den Wunsch nach Bestrafung hegt. Das ist keine Vergebung. Wenn man vergibt, weil man Angst hat, daß „mein Feind oder Gegner mich schikanieren könnte, wenn ich ihm nicht verzeihe", ist das keine echte Vergebung. Wenn Habsucht und Versuchung das Motiv für Vergebung sind („wenn ich nicht vergebe, dient das nicht meiner Absicht"), dann ist das keine echte Vergebung. Wenn unser Ego das Verzeihen diktiert („ich bin mächtig, ich bin der Meister, und nur ich kann ihm vergeben, ihn retten und als Gegenleistung dafür meine eigenen Angelegenheiten schön bequem erledigen"), dann ist das keine Vergebung. Kurz gesagt, Vergebung ist immer dann keine echte Vergebung, wenn sie ihren Ursprung im Ego, in Angst, Heuchelei, Habsucht oder Gier hat. Die selbstlose, motivlose, nicht fehlgeleitete Manifestation von Liebe, Freundlichkeit und Zuneigung, das ist Vergebung.

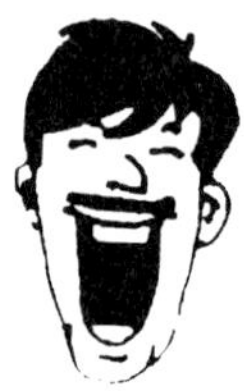

16. Kapitel
Lachclubs: Nun entwickeln sie sich zu eng verbundenen Gemeinschaften

Die gegenwärtige Forschung zeigt, daß Menschen, die an Depressionen leiden, anfälliger für viele Krankheiten wie Bluthochdruck, Herzinfarkt und Krebs sind. Depressionen wirken sich außerdem negativ auf das Immunsystem aus. Weit verbreitete Ursachen für Depressionen sind gesellschaftliche Isolation und ein abnehmendes Wertesystem innerhalb der Familie. In westlichen Ländern sind diese Ursachen viel weiter verbreitet, aber auch der Osten ist langsam davon betroffen. Die Lachclubs haben vielen Menschen geholfen, nach kurzer Zeit von ihren Antidepressiva loszukommen. Die Magie, die dieses Wunder bewirkt hat, ist die Freundschaft und Kameradschaft in den Lachclubs. Sie entwickeln sich schnell zu eng verbundenen Gemeinschaften.

Bei unserem gesellschaftlichen Umgang miteinander ist Lachen ein wichtiges Werkzeug. Es ist nicht nur eine biologische Freisetzung oder ein kognitiver Prozeß, sondern, was noch wichtiger ist, ein psychologisches Phänomen der Gesellschaft, das Kommunikation in Gang bringt und sie erleichtert. Mit der Ausbreitung der Lachclubs hat jeder Club die Form einer kleinen Gemeinschaft angenommen, in der die Mitglieder ein Gefühl der Verbundenheit und der Zugehörigkeit zur Gruppe erfahren. Die Clubs werden zu großen „lachenden Familien".

Gesellschaftliches Bindemittel

Für die meisten Mitglieder hat sich die Verbundenheit auf mehr als nur eine Weise positiv ausgewirkt. Diese Clubs sind nun nicht nur dafür verantwortlich, unsere körperliche Gesundheit zu stärken, sondern auch dafür, unsere emotionale Gesundheit zu schützen und, was noch wichtiger ist, auch dafür, daß wir auf harmonische Weise miteinander kommunizieren. Das Lachen ist eine gemeinsame Sprache. Es kennt weder Religion noch Voreingenommenheit im Hinblick auf das Geschlecht. Es kennt keine Vorurteile im Hinblick auf Kaste, Konfession oder Hautfarbe. Es ist eine machtvolle Emotion und ein gesellschaftliches Bindemittel. Als Steve Wilson, Psychologe und Experte für Freude aus den Vereinigten Staaten, einige Lachclubs in Mumbai besuchte, machte er die einmalige Erfahrung, an einer Lachsitzung am Juhu Beach teilnehmen zu können.

Nach den wenigen Minuten, die er lachend mit sogenannten Fremden verbrachte, hatte es am Ende der Sitzung den Anschein, als würde er jeden in der Gruppe kennen. Er hatte ein seltsames Gefühl der Nähe zu ihnen. Viele unserer Besucher aus der ganzen Welt haben ähnliche Erfahrungen gemacht. Soziologen, Psychologen, Verhaltensforscher und auch Historiker haben immer geglaubt, der Mensch sei „ein soziales Tier“. Wir sind uns der Tatsache durchaus bewußt, daß unser Verhalten das Ergebnis sozialer Werte und Normen ist und daß wir alle auf der Grundlage unseres gesellschaftlichen Umgangs überleben. Und es gibt keinerlei Zweifel daran, daß jede Art von Geselligkeit es mit Sicherheit wert ist, kultiviert zu werden.

Forschungen in unterschiedlichen Bereichen haben zunehmend Beweise für die Tatsache erbracht, daß Menschen, die einem gemeinschaftlichen Netzwerk aus Freunden oder Verwandten angehören, glücklicher und gesünder sind, besser fähig, mit Streß umzugehen, und bemerkenswert widerstandsfähig gegenüber emotionalen und körperlichen Übeln. Ohne damit Geld verdienen zu wollen, hat jeder Lachclub sich zu einer eng verbundenen Gemeinschaft entwickelt, in der die Menschen die Fürsorge und Wärme ihrer Mitglieder genießen. Was noch wichtiger ist, die Menschen gehen enge Bindungen mit anderen ein, ganz unabhängig von der wirtschaftlichen Schicht, zu der man gehört. Dennis T. Jaffe, Ph. D., Professor für Psychologie am Saybrook Institute in San Francisco, hat festgestellt, daß „eine eng verbundene Gemeinschaft die Funktion einer schützenden Hülle gegen den Streß der Umgebung ausüben kann“. Wir haben das große Glück, daß wir auf dem indischen Subkontinent leben, denn unsere Kultur unterstützt das Wertesystem der Familie. Langsam fordert ein wachsender westlicher

Einfluß nun jedoch auch hier seinen Tribut. Durch die Ausrichtung auf den Materialismus hin nehmen in einem sich rapide ändernden gesellschaftlichen System Selbstbezogenheit und gesellschaftliche Isolation der Menschen immer mehr zu. Sogar unsere Sichtweise im Hinblick auf alte Menschen hat sich geändert. Das Gefühl, für andere Menschen wertvoll und wichtig zu sein, ist nicht nur für das Selbstwertgefühl eines Menschen von Bedeutung, sondern auch für seine emotionale Gesundheit. Bei jüngeren Menschen ist dies eine natürliche Erfahrung, denn in einer Familie ist man immer voneinander abhängig, egal, ob man Mann oder Frau ist.

Häufig wird erwartet, daß man als Mann wirtschaftliche Sicherheit bieten kann, während man als Frau ein glückliches und gut geregeltes Zuhause schaffen soll. Dieses Muster ist zwar keine durchgehende Regel, aber es ist auch nicht ungewöhnlich. Beim Übergang von jung zu alt ändert diese Wahrnehmung sich jedoch. Wissenschaftliche Untersuchungen deuten darauf hin, daß ältere Menschen in Gemeinschaften, in denen sie als Quellen der Weisheit gelten, auch nicht im Stich gelassen werden – im Gegensatz zu anderen Gesellschaften. Auch die Sterblichkeitsraten sind in diesen Gemeinschaften wesentlich niedriger. Die Mehrheit der Mitglieder in den Lachclubs besteht aus älteren Menschen, obwohl mittlerweile wegen des Wertgewinns und der gesundheitlichen Vorteile auch viele junge Leute kommen.

Isolation bedeutet Krankheit

In einer kürzlich durchgeführten Studie sagten die Teilnehmer, daß die Bindungen in ihrem jeweiligen Lachclub für sie ähnlich seien wie in einer eng verbundenen Familie, in der man nicht nur das Glück des Einzelnen, sondern auch seine Sorgen teilt. Daher ist es dieses Gefühl eines gesellschaftlichen Wertes, das dadurch verstärkt wird, daß man zu einer Gemeinschaft gehört, die einen akzeptiert und sich um einen sorgt. Wir stellen die Frage: Was dient als Stoßdämpfer gegen Streß? Die Antwort ist: unsere PartnerInnen, unsere Freunde, unsere Geschwister, in anderen Worten, unser soziales Netz.

In der modernen Gesellschaft, in der die soziale Isolation zu einer Krankheit wird, sind Lachclubs eine willkommene Möglichkeit, um das soziale Wertesystem wieder neu zu beleben. Ich bin stolz, sagen zu können, daß die Menschen, die Mitglied in einem Lachclub sind, durch die Freundschaft und Kameradschaft in den Clubs viel sicherer geworden sind als ihre Freunde und Verwandten, die keine Mitglieder sind. Ich möchte von einem älteren Mitglied aus dem Johnson Garden Lachclub erzählen. Er wurde krank, und man lieferte ihn in ein Krankenhaus ein. Als er in sein Zimmer kam, das mit Blumen von Besuchern aus dem Lachclub übersät war, brach er in Tränen der Freude aus. Von seiner Familie und Verwandtschaft hingegen war niemand erschienen.

Ein bewegendes Ereignis

Ein anderes Ereignis, das ich nie vergessen werde, geschah, als ich den Lachclub von Bandra Reclamation in Mumbai besuchte. Dessen Mitglieder trafen sich zu ihrer Lachsitzung jeden Tag auf dem Gelände eines Tempels. Eines Tages fand nach einer Lachsitzung die Geburtstagsfeier einer Dame statt, die 78 Jahre alt wurde. Dieser Club hat eine einmalige Art und Weise, Geburtstage zu feiern. Alle Mitglieder umringten das Geburtstagskind, brachten ihr ein Geburtstagsständchen und tanzten im Kreis um sie herum. Dann brachte man sie zum Tempel, der nur einige Meter entfernt war, und sie mußte sich auf einen Stuhl vor dem Abbild des Gottes Ganpati setzen. Der Priester bot ihr eine Kokosnuß, Blumen und Süßigkeiten an, und dann berührten viele Mitglieder des Lachclubs ihre Füße. Während der ganzen Feier liefen Tränen ihre Wangen hinab, die nichts anderes waren als reine Freudentränen. Ich hatte zwar in Büchern von diesen Tränen gelesen, nun aber hatte ich das Glück, sie auch wirklich zu sehen. Das ist der Lachclub, von dem hier die Rede ist. Das ist die lachende Familie, auf die die ganze Welt wartet.

Ein Lachclub ist in vieler Hinsicht eine schützende Schale, die unser emotionales Wohlergehen bewacht. Dadurch wiederum haben wir ein gesundes physiologisches System, das unsere Widerstandskraft gegenüber Krankheiten bestimmt. Die Lachclubs haben viele Menschen zusammengebracht, und daraus ist ein Bewußtsein entstanden, daß man mit seinen Problemen nicht alleine dasteht.

Der gesellschaftliche Umgang der Lachclub-Mitglieder untereinander

Der Prozeß des gesellschaftlichen Umgangs miteinander beginnt an dem Tag, an dem das Mitglied einem Lachclub beitritt. Die meisten Lachsitzungen finden an Orten statt, wo die Menschen ihren Morgenspaziergang absolvieren, das heißt, in öffentlichen Parks, an Stränden oder in offenem Gelände. In unserer ersten Untersuchung haben wir festgestellt, daß dieselben Menschen, die nun gemeinsam lachen, schon jahrelang morgens an diesen Orten spazierengingen, ohne daß sie sich je kennengelernt hätten. Sie kamen einander erst näher, als sie Mitglieder in einem Lachclub wurden. Lachen ist eine sehr machtvolle, positive Emotion. Es verändert das elektromagnetische Feld um deinen Körper und erzeugt eine positive Aura. In der Gruppe baut es Hemmungen ab und macht die Menschen empfänglicher. Je mehr man gemeinsam lacht, um so glücklicher ist der gesellschaftliche Umgang miteinander, der mehr und mehr zunimmt. Er bringt den Mitgliedern Nähe, Gesellschaft und Kameradschaft und erblüht zu einer Art der sozialen Unterstützung.

Feiern

Die Lachgruppen haben begonnen, verschiedene Festivals zu feiern, die in ihrem jeweils eigenen Stil allen Gemeinschaften gehören. Dadurch ist unter den Mitgliedern eine gemeinschaftliche Harmonie entstanden, und sie treffen sich im Laufe des Jahres mindestens alle zwei Monate einmal. Sie singen, tanzen und essen zusammen, und dabei machen sie keinen Unterschied zwischen arm und reich.

Lustige Spiele

Mittlerweile werden die Lachclubs als öffentliche Bewegung anerkannt, denn in weniger als vier Jahren sind sie auf mehr als 25 000 Mitglieder angewachsen. Obwohl keine Mitgliedsbeiträge bezahlt werden, organisieren wir von Zeit zu Zeit Seminare, Gesundheits-Workshops,

Yoga- und Meditations-Camps. Immer häufiger bieten Firmen an, diese Veranstaltungen finanziell zu unterstützen, um so öffentliche Anerkennung zu erlangen. Lustige Spiele werden regelmäßig dort organisiert, wo Mitglieder in spaßerfülltem, gesundem Wettbewerb zueinander stehen, sich gehen lassen und die Wärme der gegenseitigen Gesellschaft genießen.

Ausflüge und Picknicks

Ausflüge und Picknicks in einer großen Gruppe bringen ihre eigene Art von Spaß, insbesondere dann, wenn alle Teilnehmer Lachclub-Mitglieder sind. Die meisten Clubs organisieren Ausflüge, Picknicks und Exkursionen und sind glücklich miteinander. Sie singen, tanzen und spielen lustige Spiele miteinander, und sie haben immer wieder neue Ideen, weil es in einer so großen Gruppe nie einen Mangel an neuen Ideen gibt. Viele Teilnehmer haben gestanden, daß Picknicks in der Gruppe viel mehr Spaß machen als Picknicks mit der Familie. Ein weiterer Vorteil ist, daß es hohe Gruppenermäßigungen gibt. Für das gleiche Geld haben sie viel mehr Spaß.

Alle Ausflugsziele bieten Lachclub-Mitgliedern sehr hohe Rabatte an, denn sie spüren, daß hier ein großes Potential für regelmäßige Geschäfte besteht. Das Ausmaß des gesellschaftlichen Umgangs innerhalb der Lachclubs kann man daran messen, wie oft und in welchem Ausmaß die Mitglieder an den Ausflügen teilnehmen.

Viele Gruppen organisieren mehrmals im Jahr drei- oder viertägige Reisen. Dazwischen gibt es mindestens alle zwei Monate eintägige Picknicks. Da die Mitglieder begonnen haben, neue Ziele im ganzen Land zu erforschen, nimmt die Häufigkeit solcher Ausflüge zu. Mehrere Mitglieder kümmern sich um die Organisation der Picknicks, um sie so interessanter und schöner zu gestalten. Durch unsere zentrale Körperschaft, den Laughter Club International, teilen wir alle guten Dinge des Lebens miteinander, damit die Motivation hoch bleibt.

Ferien und Lernen

In unserem neuen Ausflugsmodell versuchen wir, unseren Ferien mehr Sinn zu verleihen, indem wir auch etwas über gesundheitsfördernde Aktivitäten wie Yoga, Meditation, Akupressur und verschiedene alternative Heilmethoden ohne Medikamente lernen. Die Aufteilung dabei ist 75 % Spaß und 25 % Lernen. Mit unserem immer weiter wachsenden Netzwerk führen wir neue Projekte ein, um die Lachclubs abwechslungsreicher zu gestalten.

Geburtstage feiern

Viele Mitglieder sind ältere Bürger, und die Idee, ihren Geburtstag zu feiern, haben sie schon lange aufgegeben. Nun sind sie plötzlich wieder lebendig geworden. Es gibt viele Mitglieder, die zum erstenmal im Leben ihren Geburtstag gefeiert haben. Warum sollen wir auf unser Dasein nicht stolz sein? In den Lachclubs feiern wir Geburtstage auf eine sehr einfache und liebevolle Weise. Einige feiern ihn mit dem üblichen Ständchen, und das Geburtstagskind bekommt einen Blumenstrauß. Andere verteilen besondere Grußkarten, die mit dem Computer erstellt wurden. Manchmal verfassen begabte Mitglieder auch ein besonderes Gedicht für den Anlaß. Es gibt noch eine andere Art: Das Mitglied muß eine lustige Kappe tragen und auf einer Pfeife blasen. Das ist aber nur der Anfang: Es kommen bestimmt noch mehr Ideen. Du wirst überrascht sein, wieviel Spaß Lachclub-Mitglieder am Feiern bekommen können.

Das Projekt „Chalo Cinema“ (ins Kino gehen)

Im Jahr 1999 haben wir den 1. April gefeiert. Dabei wollten wir uns selbst auf die Schippe nehmen und über uns selbst lachen. Es war eine sehr heitere und ausgelassene Angelegenheit. Über die Einzelheiten wird in einem anderen Kapitel berichtet. An diesem Tag haben wir noch ein weiteres gesellschaftliches Projekt ins Leben gerufen: „Chalo

Cinema“. Bei diesem Projekt geht es darum, in einer Gruppe ins Kino zu gehen. Seit es das Fernsehen gibt, haben die Menschen vergessen, ins Kino oder Theater zu gehen, was früher für viele selbstverständlich war. Sie sind zu faul geworden, einmal allein oder mit der Familie ins Kino zu gehen, denn jedes Familienmitglied hat seine eigenen Verabredungen.

Eine Gruppe von Leuten aus dem Muktanand Lachclub in Mumbai hat diese Idee ausprobiert. Nachdem wir sahen, wie erfolgreich sie war, machten wir den Vorschlag, daß alle Clubs Gruppenbuchungen für eine Kinovorführung organisieren sollten. Eines der Gruppenmitglieder sollte allein ins Kino gehen und sich den Film anschauen, ehe man ihn der ganzen Gruppe anbot, um so auszuschließen, daß man einen falschen Film wählte. Das Projekt ließ sich sehr gut an, da viele Gruppen dieses Programm bereits im ersten Monat in die Tat umsetzten. Es wurde vorgeschlagen, daß sie sich nicht nur Kinofilme anschauen sollten, sondern auch Theaterstücke, Tanzshows, Musicals, Komödien. Auch ein Besuch im Zirkus gehörte dazu. Wir erhalten immer mehr Berichte darüber, wie erfolgreich dieses Programm ist. Die Menschen haben diese gesellige Erfahrung genossen. Einige von ihnen gingen nach zehn oder fünfzehn Jahren zum ersten Mal wieder ins Kino. Sie waren begeistert und beschlossen, öfter und in größeren Gruppen zu gehen.

Austauschprogramme zwischen den Clubs

Der gesellschaftliche Umgang miteinander beschränkt sich jedoch nicht auf die Mitglieder eines bestimmten Clubs, sondern geht darüber hinaus. Wenn zum Beispiel Jahrestage gefeiert werden, erhalten auch andere Clubs in der Stadt eine Einladung. Während der Veranstaltung werden Vertreter verschiedener Gruppen aufgerufen und geehrt. Einige Gruppen unternehmen sogar gemeinsame Picknicks. Dadurch wird die Beziehung zwischen den Mitgliedern verschiedener Clubs noch weiter gestärkt.

Um diese Idee weiter auszubauen, haben wir Austauschprogramme der einzelnen Clubs untereinander ins Leben gerufen. Hierbei besucht eine Gruppe von Lachclub-Mitgliedern (im allgemeinen zwischen 10 und 20) andere Städte, und der gastgebende Club arrangiert die private

Unterbringung auf freiwilliger Basis. Für ihre Reisekosten muß die reisende Gruppe selbst aufkommen. Für Unterbringung, Verpflegung und Besichtigungen sorgt der gastgebende Club. Dadurch erhalten Lachclub-Mitglieder aus dem ganzen Land die Gelegenheit, verschiedene Orte zu besuchen und, da sie bei Familien wohnen, auch andere Kulturen kennenzulernen. Dieses Arrangement beruht gänzlich auf Gegenseitigkeit. Die Mitglieder, die bei einer Familie wohnen, müssen im Gegenzug auch bereit sein, Menschen aus einer anderen Stadt bei sich aufzunehmen.

In dem Maße, in dem Lachclubs auf der ganzen Welt ins Leben gerufen werden, entsteht so langsam eine Gelegenheit für die Weltgemeinschaft, sich zu treffen und auf sehr wirtschaftliche und interessante Weise verschiedene Länder zu besuchen. Zur Zeit ist dieses Projekt noch in der Erprobungsphase. Einige Gruppen haben sich bereits gegenseitig besucht, und die Ergebnisse sind ermutigend. In Indien sehe ich hier gute Möglichkeiten, denn die Inder sind sehr gastfreundliche Menschen. Ich bin sicher, daß wir auch auf internationaler Ebene Erfolg haben werden.

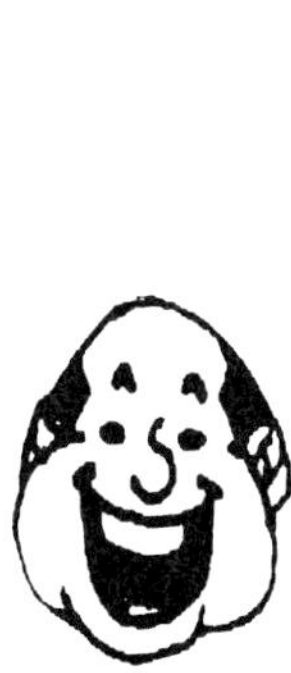

17. Kapitel
Die Lachtherapie am Arbeitsplatz

Den größten Teil unserer Lebenszeit verbringen wir am Arbeitsplatz, und dort sind wir auch dem größten Streß ausgesetzt. Das Lachen ist eine der wirtschaftlichsten, zeitsparendsten und am leichtesten zu praktizierenden Formen von Streßmanagement.

Die zunehmende Beliebtheit der Lachclubs in ganz Indien und das Interesse, das viele Besucher aus der ganzen Welt gezeigt haben, haben eines ganz deutlich gemacht – diese Clubs sind kein Scherz. Während Zehntausende an dieser einzigartigen Therapie teilnehmen, gibt es viele, die gerne einem Lachclub beitreten möchten, es aber aus Zeitgründen nicht können. Die Sitzungen der meisten Clubs beginnen sehr früh, zwischen 6.30 Uhr und 7.00 Uhr morgens, und finden in öffentlichen Parks statt, wo die Menschen ihren morgendlichen Spaziergang absolvieren. Das ist die Zeit, in der viele, die im Büro arbeiten, nicht kommen können, denn sie müssen früh von zu Hause weg, um rechtzeitig im Büro zu sein. Viele Frauen können nicht teilnehmen, weil sie in dieser Zeit ihre Kinder zur Schule und ihre Männer zur Arbeit schicken müssen.

Einige Firmen in Japan haben mich zu dieser Idee inspiriert, denn dort ist es üblich, daß die Angestellten morgens vor Arbeitsbeginn auf dem Firmengelände einige körperliche Übungen durchführen. Alle Angehörigen der Firma vom Geschäftsführer bis zum Hilfsarbeiter nehmen daran teil. Wir glauben, dass die Einführung der Lachtherapie in Firmen eine sehr wichtige und lohnende Idee ist. Sie kann dazu beitragen, die zwischenmenschlichen Beziehungen innerhalb einer Organisation auf allen Ebenen zu verbessern und das gegenseitige Mißtrauen und die fehlende Zuversicht durch einen positiveren Ausblick und eine kooperativere Einstellung gegenüber Kollegen und Untergebenen zu ersetzen. Dies wiederum sollte mit Sicherheit dazu beitragen, die Stimmung am Arbeitsplatz und die Gesamtleistung einer Firma zu verbessern.

Angst vor Disziplinlosigkeit

Zuerst zeigten viele Leute Interesse an meiner Idee, aber meine Vorschläge wurden nicht in die Tat umgesetzt, weil man zögerte, etwas Neues anzufangen, und weil man meinte, das Konzept sei einfach zu lustig. Vielleicht hatte man Angst davor, daß es ins Lächerliche gezogen werden oder zu Disziplinlosigkeit führen könnte. Ich schrieb an viele Firmen, Unternehmen, mittlere und kleine Fabriken. Viele Chefs glaubten, daß ihre Arbeiter das Konzept vielleicht nicht verstehen würden. Viele von ihnen warteten, und das zu Recht, bis seine Vorteile erwiesen wären. Ich fuhr fort, in vielen Büros und Fabriken Seminare und Vorführungen abzuhalten. Bei den Inhabern vieler Firmen stieß ich auf einigen Widerstand, denn sie waren nicht begierig darauf, mit ihren Arbeitern zu verkehren, weil sie Angst hatten, die Arbeiter könnten den Respekt vor ihnen verlieren oder ihnen nicht mehr gehorchen, wenn sie mit ihnen gemeinsam lachten. Gewöhnlich schickten sie ihre Manager, um an den Sitzungen teilzunehmen, aber sie selbst lehnten es ab, aus ihren Büros herauszukommen.

Glücklicherweise erwies sich diese Angst als falsch, als wir das Programm in vielen Fabriken und Büros in Bombay erfolgreich in die Tat umsetzen konnten. Mittlerweile zeigen sehr viel mehr Firmen – z.B. aus Australien, Schweden, Norwegen, Dänemark und den USA – Interesse daran, Lach-Yoga am Arbeitsplatz einzuführen.

Produktivität durch Lachen

Firmen und Industrien auf der ganzen Welt sehen sich zur Zeit einer schlimmen Rezession gegenüber. Die Gewinne sinken, und das Einkommen der Arbeiter kann kaum mit den steigenden Preisen Schritt halten. Angesichts scharfer Konkurrenz stehen leitende Angestellte unter sehr großem Druck, ihre Umsätze zu steigern.

Die Mitglieder der Geschäftswelt (Manager, Verkaufs- und Marketingpersonal, leitende Angestellte, Verwalter) führen ein sehr stressiges Leben. Die meisten Krankheiten – wie Bluthochdruck, Herzleiden, Magengeschwüre, Schlaflosigkeit, Depressionen, Allergien und sogar Krebs – hängen mit Streß zusammen. Das führt zu Fehlzeiten, verminderter Leistung und Suchtverhalten.

Die Vorteile der Lachtherapie in Firmen

- Die Lachtherapie verbessert den Sauerstoffgehalt im Körper und setzt Endorphine (Glückshormone) aus den Gehirnzellen frei. Tägliche Lachübungen vermitteln den ganzen Tag lang ein Gefühl des Wohlbefindens und der Frische. Die Teilnehmer lernen, immer ein Lächeln auf den Lippen zu haben.
- Sie trägt dazu bei, Hemmungen abzubauen, das Selbstvertrauen zu steigern und die Führungsqualitäten der Teilnehmer zu entwickeln. Ein positiver Beginn des Tages verbessert die zwischenmenschlichen Beziehungen und daher auch die Leistung. Vorgesetzte und Untergebene arbeiten in einer besseren geistigen Verfassung, statt Angst voreinander zu haben.
- Das tiefe Atmen und die Dehnübungen für Nacken und Schultern tragen dazu bei, Schmerzen und Steifheit zu lindern, die durch Streß und eine sitzende Lebensweise entstehen.
- Durch die Lachtherapie wird die Widerstandskraft des Körpers gestärkt, denn sie regt das Immunsystem an. Durch regelmäßige Lachsitzungen nimmt die Häufigkeit von Husten, Erkältungen und anderen Infektionen der Bronchien deutlich ab.
- Sie hilft, viele Krankheiten besser zu beherrschen. Dazu gehören Bluthochdruck, Herzleiden, Gereiztheit, Schlaflosigkeit, Angstzustände, Depressionen, allergische Störungen, Asthma, Bronchitis, Spannungskopfschmerzen, Migräne und auch Schmerzen, die durch Arthritis, zervikale Spondylitis oder Rückenschmerzen verursacht werden.
- Die Lachtherapie ist eine der leichtesten Formen der Meditation und bewirkt eine sofortige Entspannung. Sie löst deinen Geist von der physikalischen Welt. Während du lachst, kannst du an nichts ande-

res denken. Bei anderen Formen der Meditation mußt du dich sehr konzentrieren, um deinen Geist von unerwünschten Gedanken zu befreien, und das ist immer leichter gesagt als getan.

- In einer gemeinsamen Anstrengung der gesamten Gruppe versuchen alle Lachclub-Mitglieder, negative Faktoren, die uns am Lachen hindern, zu erkennen und abzubauen. Dazu gehören Schuld, Zorn, Angst, Eifersucht und das Ego. Sie kultivieren den Geist des Lachens, indem sie Wege und Möglichkeiten für ein bewußtes Leben befolgen. Dazu gehört, daß man Komplimente macht, die Kunst des Verzeihens beherrscht und Verständnis für zwischenmenschliche Beziehungen entwickelt.
- Von Zeit zu Zeit führen wir Seminare durch, in denen wir praktische Kenntnisse vermitteln, um den Mitgliedern dabei zu helfen, ihren eigenen Sinn für Humor zu entdecken und das Leben trotz seiner schwierigen Herausforderungen zu genießen.
- Durch die Praxis des Yoga-Lachens möchten wir den Menschen verständlich machen, daß Glücklichsein und Lachen Gemütsverfassungen sind, die nicht an Bedingungen geknüpft sein sollten, daß sie nicht vom Auf und Ab des Lebens abhängen sollten. Wenn du in einer glücklichen und positiven Gemütsverfassung bist, dann fällt es dir viel leichter, deine Probleme zu lösen.
- Die Lachtherapie soll den Menschen den Glauben daran vermitteln, daß Bewegung Gefühle erschafft. Wenn du morgens als erstes so tust, als wärest du ein glücklicher Mensch, dann wird deine Chemie dafür sorgen, daß es wirklich so ist.
- Sie soll den Menschen vor Augen führen, welche Kraft in einer Gruppenbewegung liegt. Alles, was man in einer Gruppe tut, manifestiert sich viel leichter, als wenn man versucht, dasselbe allein zu erreichen. Wir lachen und dehnen nicht nur unsere Muskeln gemeinsam, wir lernen auch, gemeinsam bewußt zu leben.
- Jeder Mensch hat das unbegrenzte Potential, alles zu leisten und alles zu erreichen, was er sich wünscht. Der größte Teil seiner Kraft ist jedoch unerschlossen und schlummert vor sich hin. Durch die Lachtherapie und die Lachmeditation kann man dieses unbegrenzte Potential freisetzen und in seinem Leben größere Höhen erreichen.

18. Kapitel
Lachsitzungen mit Schulkindern

Es hat mich immer in Verlegenheit gebracht, wenn ich gefragt wurde: „Welche Altersgruppe von Leuten kommt denn zu den Lachsitzungen?“ Die Antwort war: Leute, die über vierzig sind, ältere Bürger und Rentner. Gewinnt man dadurch den Eindruck, die Lachclubs seien nur für ältere Menschen bestimmt, die nichts anderes zu tun haben? Warum kamen keine jungen Leute zu den Lachsitzungen?

Schulkinder genossen die Lachsitzungen zwar während der Ferien, konnten aber nicht regelmäßig daran teilnehmen, weil die Lachsitzun-

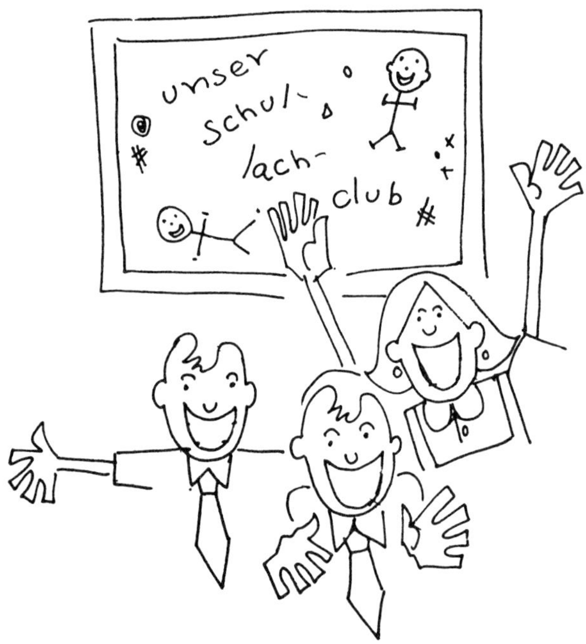

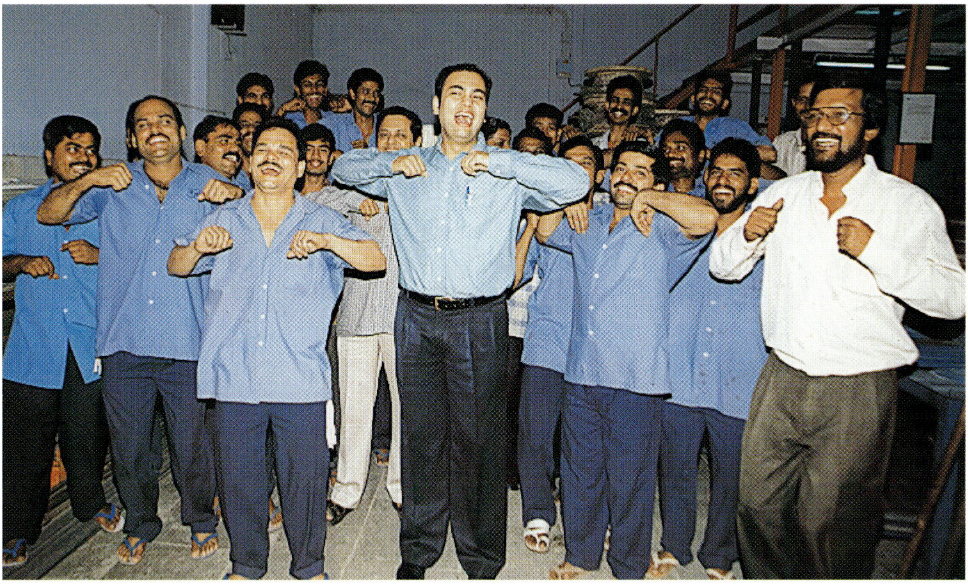

Lachen am Arbeitsplatz: Wir sind die glücklichsten Menschen der Welt... Lachen hält dich während des ganzen Tages frisch und munter.

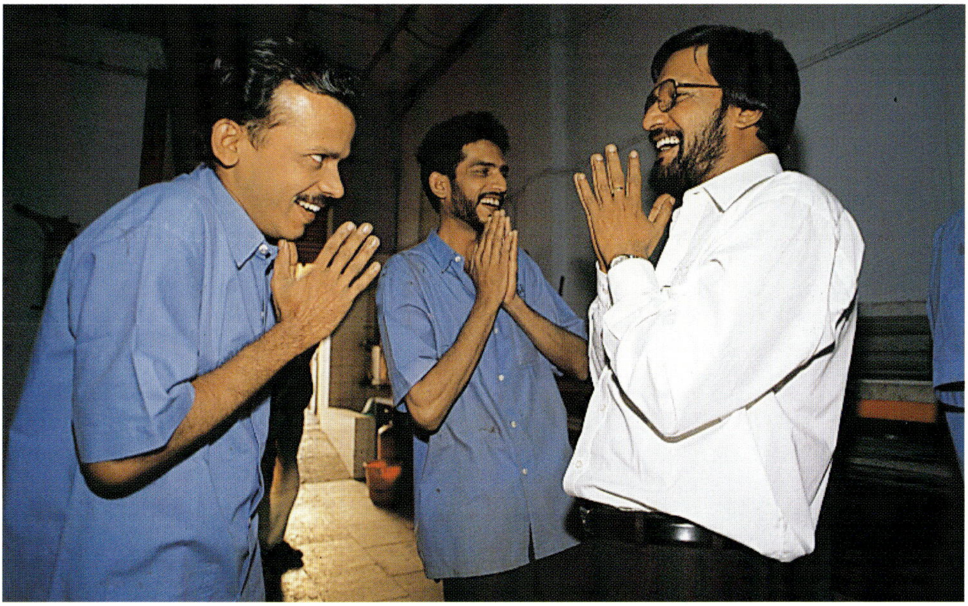

„Ich freue mich sehr, Sie zu treffen“: Der Fabrikleiter begüßt die Arbeiter mit einem Lachen: „Bitte nehmen Sie es sich nicht zu Herzen, wenn ich Sie während des Tages anschreie.“

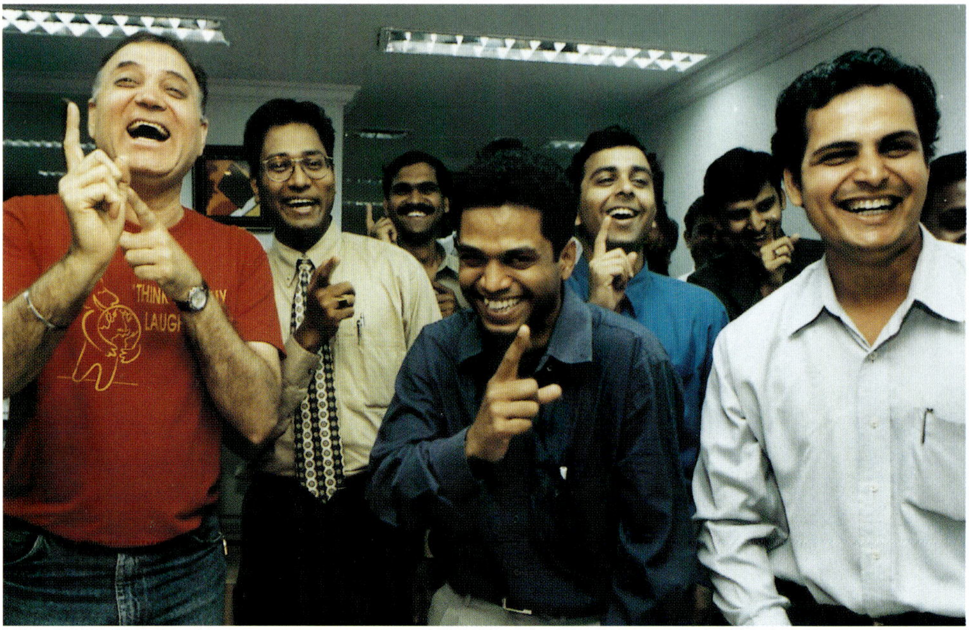

Mitarbeiter der IT Company (Mumbai, India), die den Arbeitstag mit Lachen beginnen.

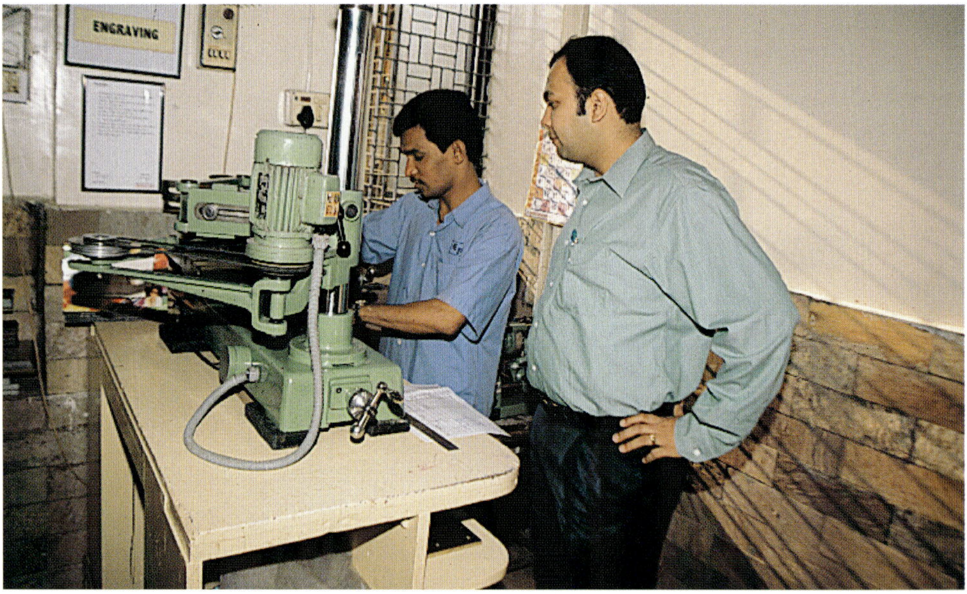

„Kein Problem! Seit wir angefangen haben zu lachen, ist die Produktivität ständig gestiegen", sagt Pinak Marfatia von EPI.

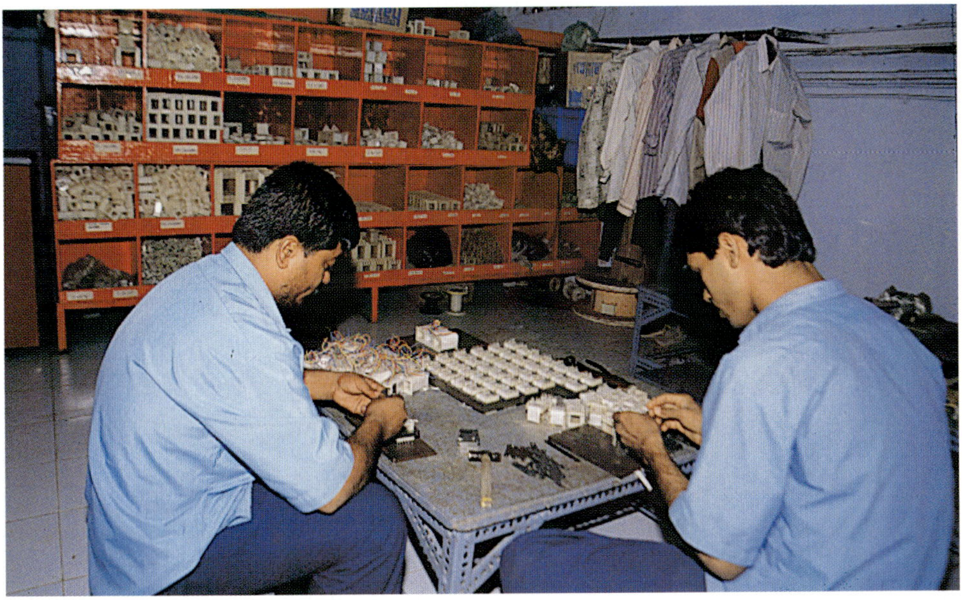

Weniger Fehlzeiten, weniger Husten und Erkältungen. Die Arbeiter behalten ihre gute Laune und tragen den Geist des Lachens auch nach Hause.

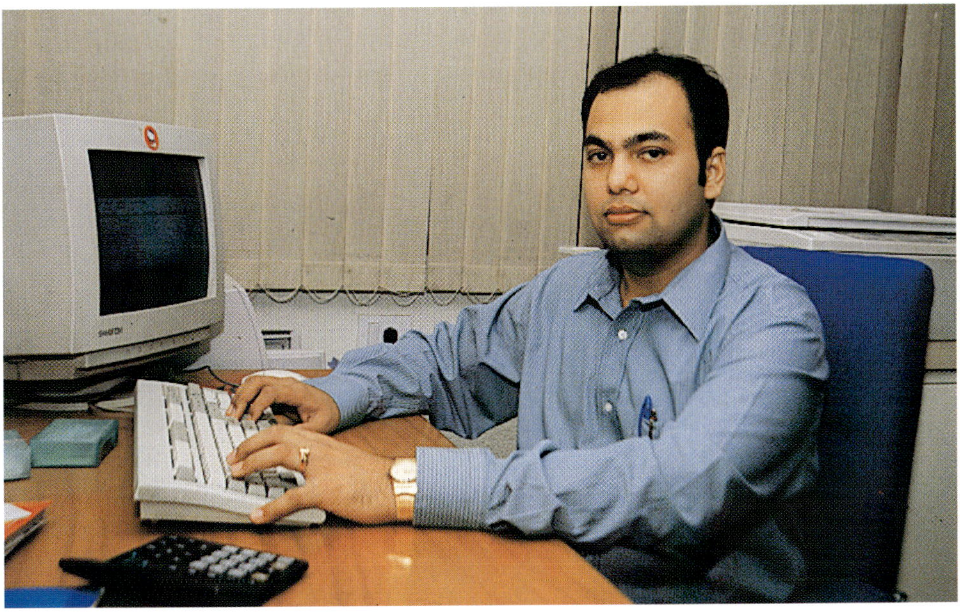

„Lachen ist preiswert und zeitsparend, und die Resultate sind wirklich erstaunlich", sagt der junge Unternehmer Pinak Marfatia begeistert.

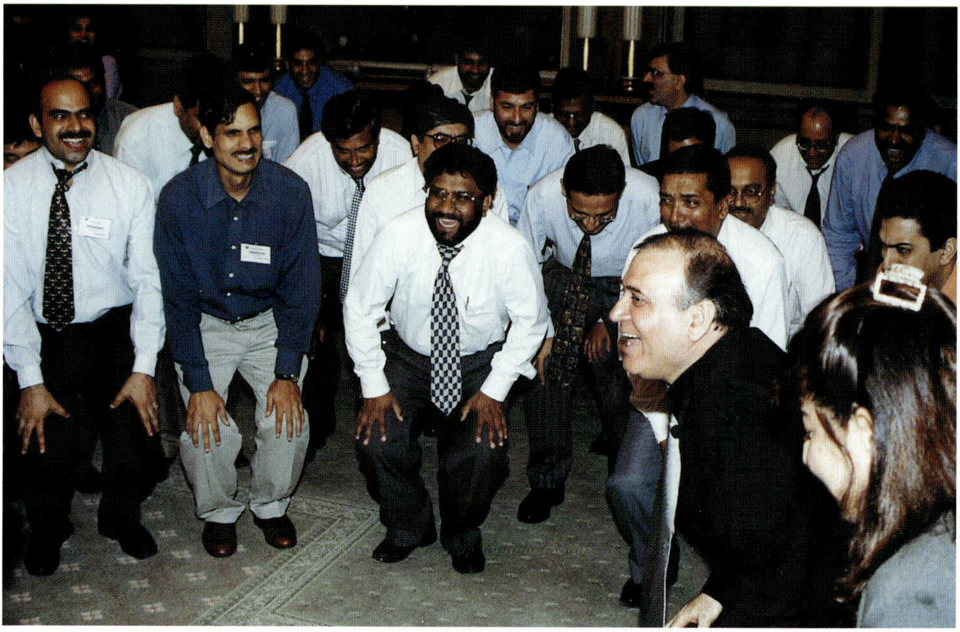

Dr. Kataria führt eine Gruppe von leitenden Angestellten in die Bedeutung des Lachens auf der Arbeitsstelle ein.

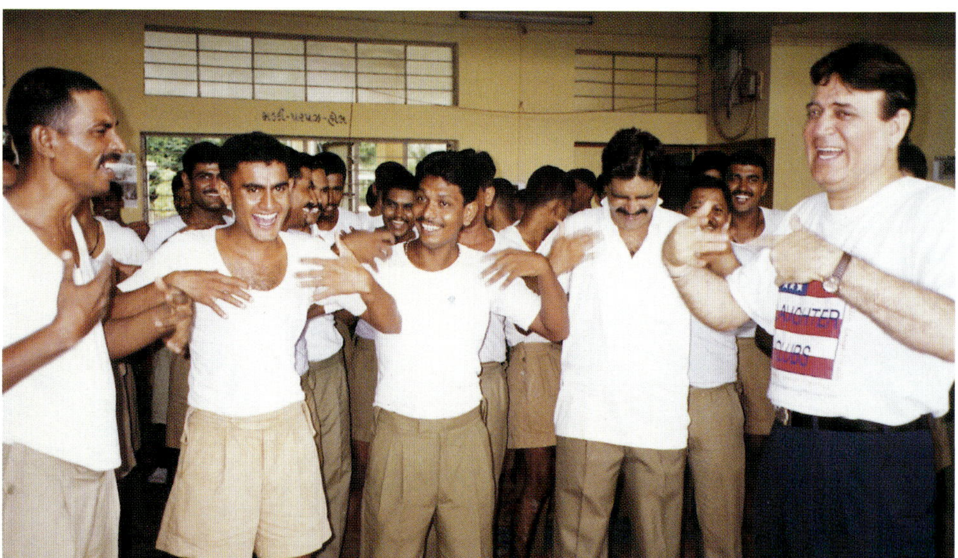

Dr. Kataria lehrt Polizeibeamten, wie sie durch Lachen ihren Streß abbauen können.

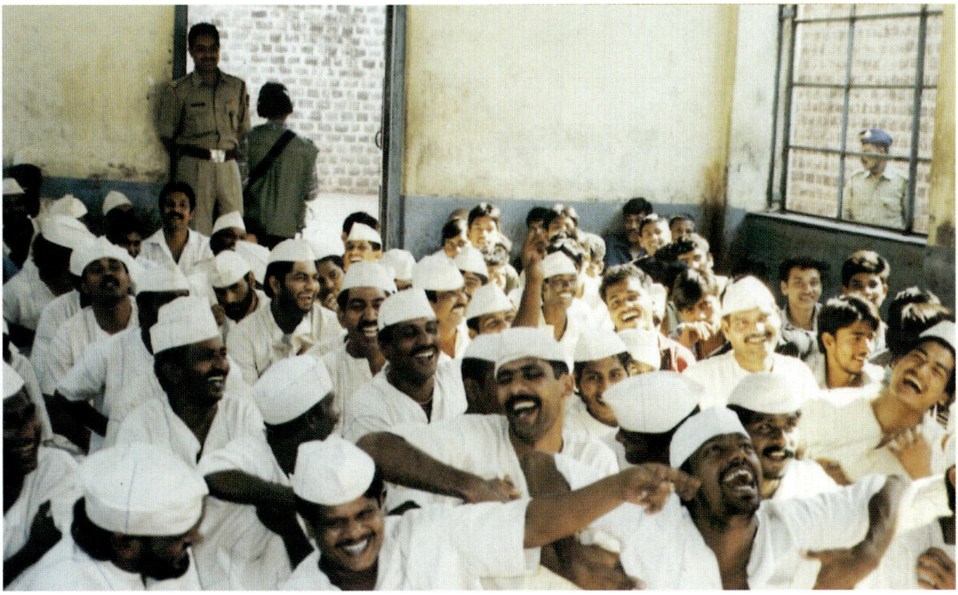

Gefangene aus Bombay, die durch Lachen ihre Wut loslassen.

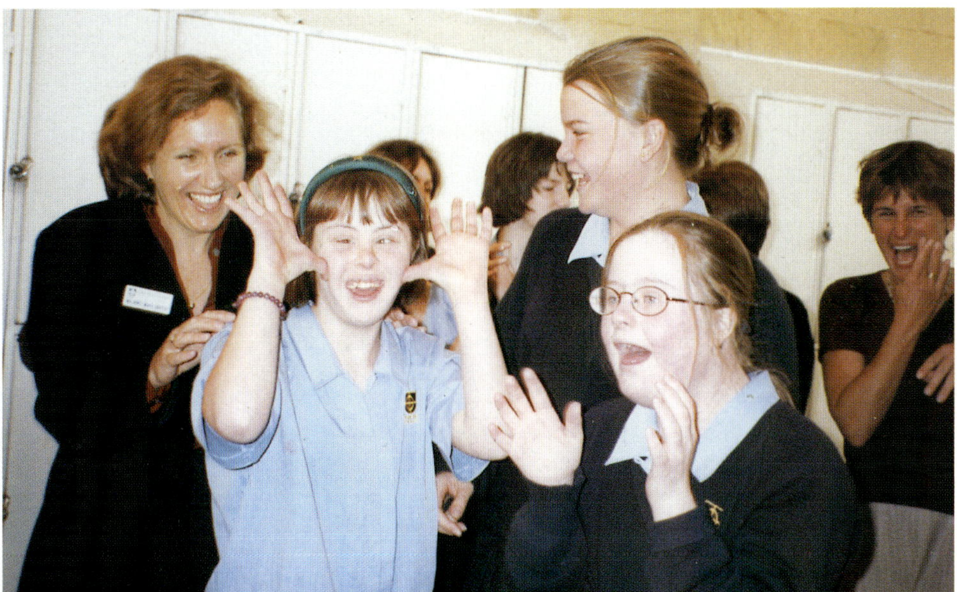

Behinderte Kinder werden durch Lachtherapie behandelt.

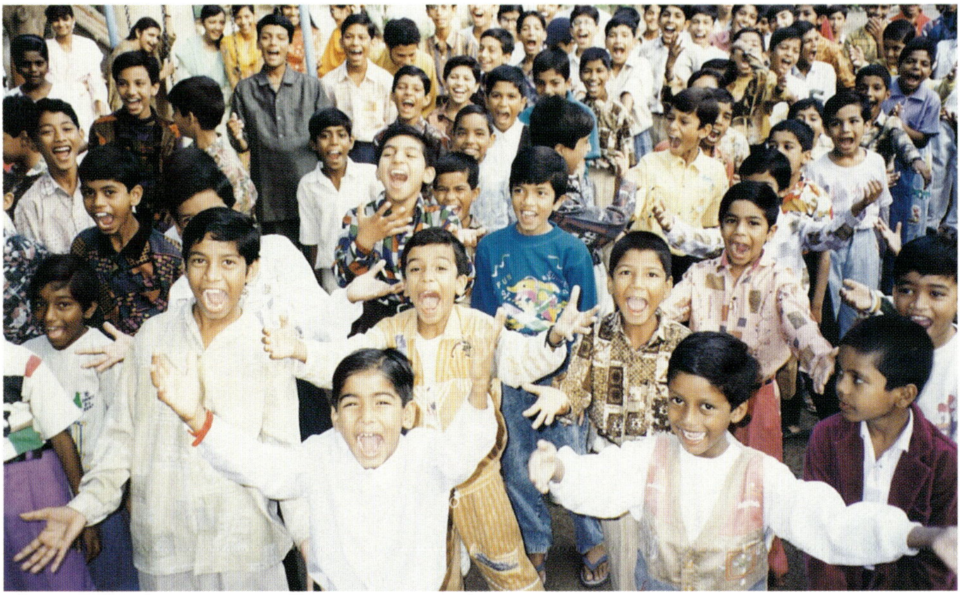

Eine Lachsitzung mit Schulkindern.

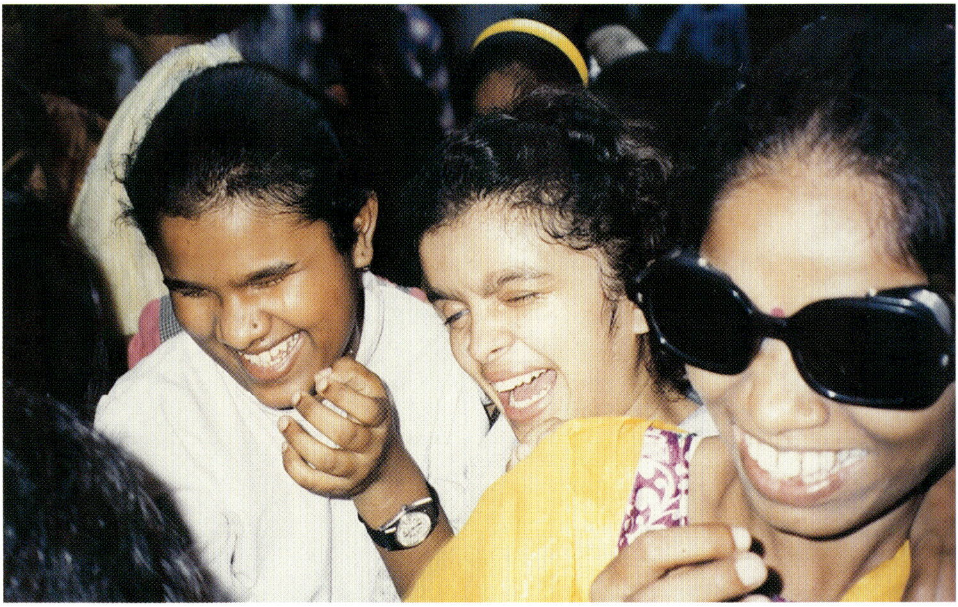

Die Lachsitzung mit blinden Menschen ist eine unvergeßliche Erfahrung.

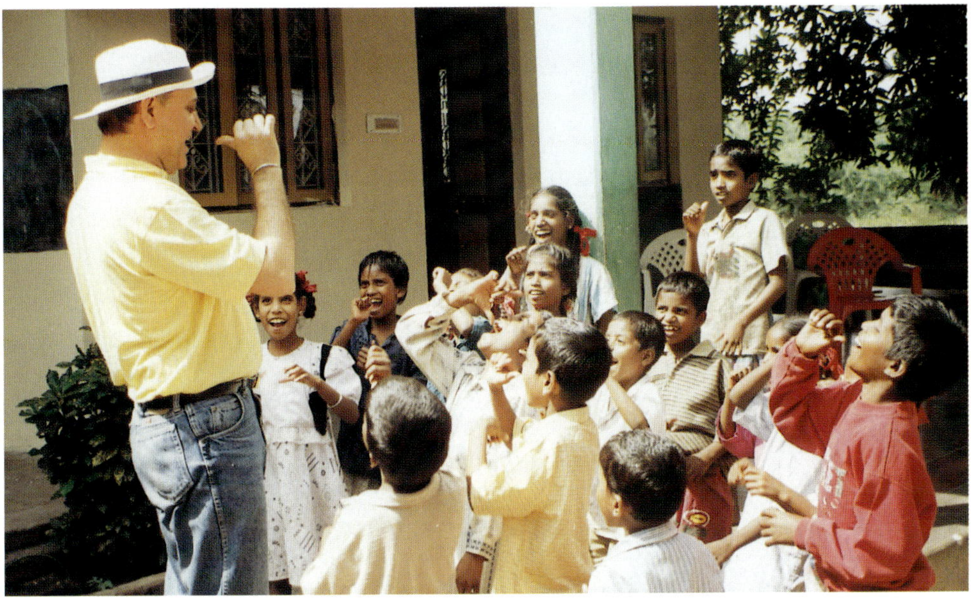

Dr. Kataria macht Lachübungen mit einer Gruppe von Waisenkindern.

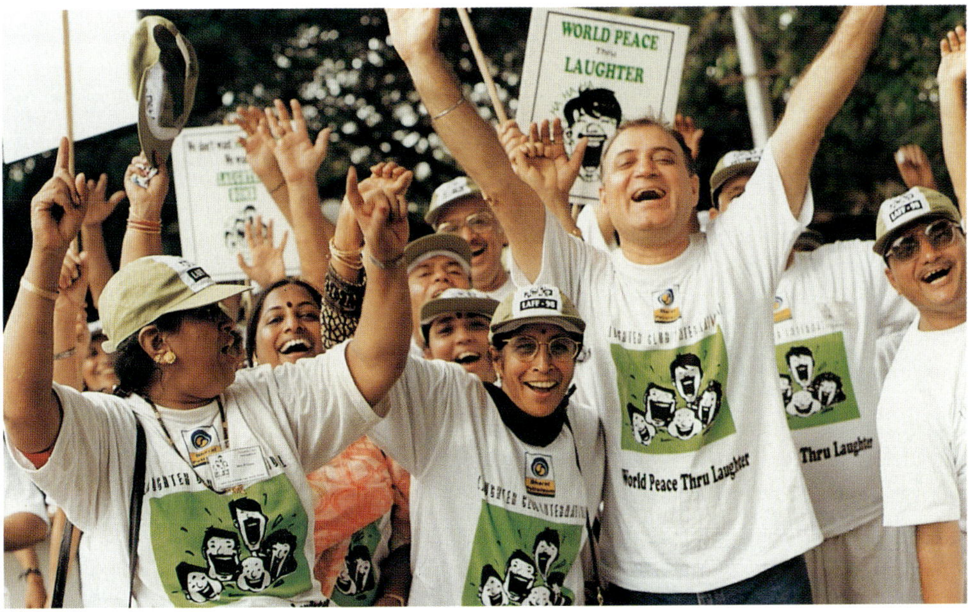

„Weltfrieden durch Lachen“ war der Slogan der ersten „All India Laughter Convention – LAFF 98“, die im September 1998 in Goa stattfand.

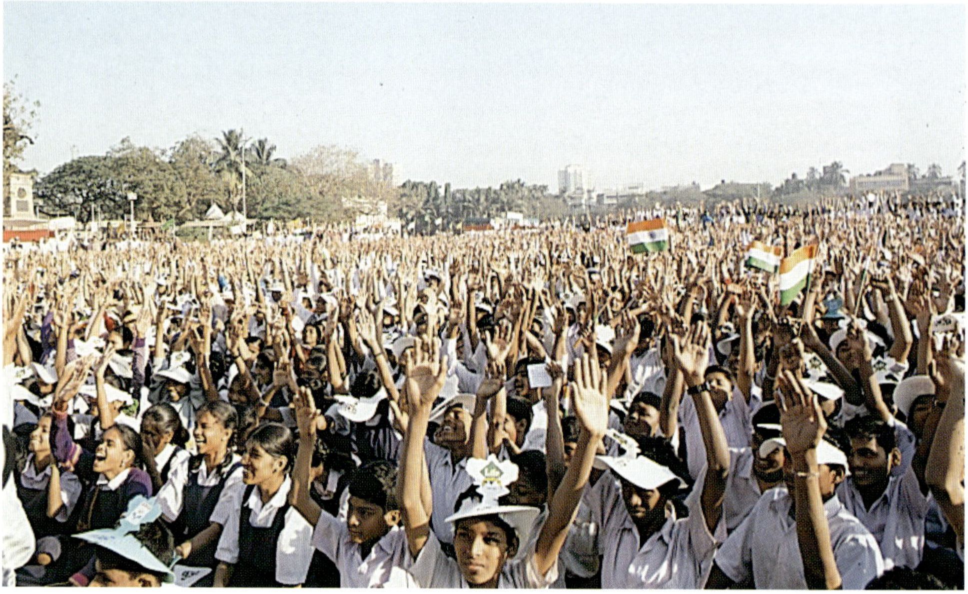

Eine Glücksepidemie des Laches: Kein Witz! Sie alle kamen zum Mega-Lachen. Im Shivaji Park von Mumbai beteiligten sich am 10. Januar 1999 mehr als zehntausend Menschen an den Feierlichkeiten zum Weltlachtag.

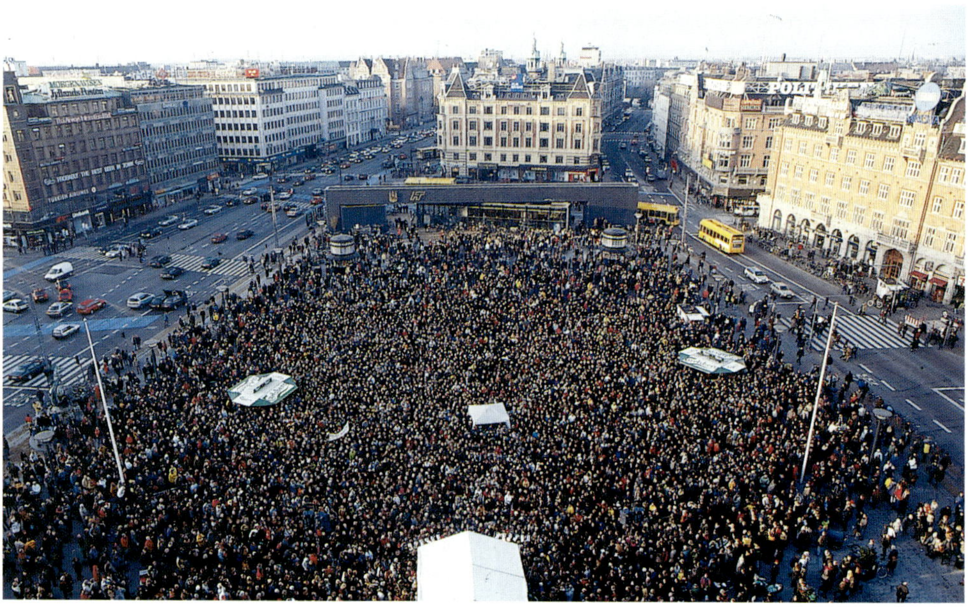

Mehr als 10.000 Menschen haben sich in Kopenhagen, Dänemark versammelt um den Weltlachtag 2000 zu feiern.

gen meist bereits früh beginnen, zwischen 6.30 Uhr und 7.00 Uhr. Zu dieser Zeit müssen die meisten Kinder sich schon beeilen, um ihren Schulbus nicht zu verpassen. Auch am College beginnt der Unterricht schon recht früh, und die meisten Jugendlichen sind sich der Vorteile der Lachtherapie gar nicht bewußt. Sie glauben, daß sie viel eher für diejenigen ist, die an irgendwelchen Krankheiten leiden. Außerdem sind sie mehr an anstrengenderen Sportarten interessiert,wie Joggen, Schwimmen, Gymnastik, Radfahren und Aerobic. Mittlerweile kommen aber viele Frauen mittleren Alters, weil sie festgestellt haben, daß das Lachen ihnen sehr gut tut.

Zu den Mitgliedern vieler Clubs gehörten auch Lehrer. Sie probierten das Lachen mit kleinen Gruppen von Kindern in ihrer jeweiligen Schule aus, aber niemand machte einen konkreten Vorschlag. Man hatte wohl Angst, die Lachübungen könnten dazu führen, daß die Kinder im Unterricht zuviel Unsinn anstellen würden. Wenn es jedoch von beliebten Lehrern durchgeführt wird und in entsprechend strukturierter Weise als authentische Yoga-Übung dargestellt wird, dann können mit Sicherheit gute Resultate erzielt werden.

Der erste Vorschlag

Eines schönen Tages erhielt ich ein Telegramm von Herrn Madhukar Parashar, dem Rektor der Progressive English High School in Aurangabad. Er lud mich ein, das Yoga-Lachen für Schulkinder einzuführen. „Ich möchte meine Kinder lächeln sehen, wenn sie ihr Klassenzimmer betreten", sagte Herr Parashar. Er hatte in mehreren Zeitungen über die Lachclubs von Mumbai gelesen und war so begeistert vom Lachen, daß er nach dem Morgengebet immer ein paar Witze erzählte, um seine Schüler zum Lachen zu bringen. Er rief mich immer wieder an und schickte mir Telegramme, in denen er mich bat, seine Schule so bald wie möglich zu besuchen.

Ich erinnere mich noch genau an das Datum. Es war der 21. Oktober 1996. An diesem Tag erwartete mich meine erste Sitzung mit 300 Mädchen und Jungen im Alter von 4 bis 15 Jahren, gemeinsam mit ungefähr 50 Eltern und 25 Lehrern. Alle warteten gespannt darauf, was in der nächsten Stunde geschehen würde. Ich habe es immer geliebt,

Kinder zum Lachen zu bringen, denn es ist so einfach, sie zum Kichern und Glucksen zu bringen. Während der Vorführung platzten sie vor Lachen, und manchmal war es sehr schwierig, sie zu stoppen. Ich wollte, daß sie ruhig waren, ehe wir die nächste Lachübung vorführten. Ich bat den Rektor und die älteren Lehrer darum, dafür zu sorgen, daß sie ruhig blieben. Während meiner vierjährigen Erfahrung habe ich immer wieder beobachtet, daß es Erwachsenen schwerfällt, zu lachen, wenn ich sie dazu auffordere. Aber wann immer ich eine Schule besuchte, um dort eine Lachsitzung zu leiten, fand ich es schwierig, die Kinder vom Lachen abzuhalten. Sie lachten über alles, was albern war.

Es war sehr auffallend, daß jüngere Kinder, die noch keine sechs Jahre alt waren, weniger Hemmungen hatten und lebhafter lachten als ihre älteren Schulkameraden. Die Lehrer genossen die Sitzung zwar auch, aber auch sie waren ein wenig gehemmt. Der Schulleiter und der Sportlehrer übernahmen die Aufgabe, die verschiedenen Techniken zu lernen, so daß sie jeden Tag nach dem morgendlichen Schulgebet eine 5–10minütige Lachsitzung leiten konnten. Die Kinder waren überglücklich und demonstrierten ihre Bereitschaft, jeden Tag zu lachen.

Bereits am nächsten Tag verließen wir Aurangabad wieder, und wir erhielten fortlaufend ermutigende Berichte über die Lachsitzungen in der Schule. Viele Kinder schrieben mir Briefe und baten mich, doch noch einmal zu kommen. Dies war die einzige Schule, die das Lachen täglich praktizierte. Aber mein Glück war nicht von Dauer. Nach einem Jahr besuchte ich Aurangabad noch einmal, um einen Workshop über Streßmanagement in einem Industriebetrieb zu leiten. Ich fand heraus, daß der Schulleiter, Herr Parashar, einige Monate zuvor einen Herzinfarkt erlitten hatte und daß aufgrund seines Todes die Lachsitzungen gestoppt worden waren. Danach ergriff die Schulverwaltung keinerlei Initiative mehr, wieder damit zu beginnen.

Im Anschluß habe ich Vorführungen in mindestens 25 Schulen in verschiedenen Städten durchgeführt. Das Konzept wurde zwar anerkannt, aber bisher hat niemand es in die Tat umgesetzt. Vielleicht wartet man darauf, daß seine Vorteile sich erst beweisen. Vielleicht hat man auch Angst, daß die Kinder zuviel Unsinn anstellen, wenn sie Ho-Ho, Ha-Ha singen. Mittlerweile versuchen viele Lehrer, Lachsitzungen in kleinem Rahmen in ihren Klassen durchzuführen. Es hilft ihnen sehr, eine positive Stimmung zu schaffen.

Warum Kinder von heute mehr lachen müssen

a) Obwohl man sagt, daß Kinder ein wahrer Ausbund an Fröhlichkeit sind, hat der sehr große Streß des heutigen Lernens, so scheint es, auch bei ihrem Lachen einen Tribut gefordert. Sie werden mit zuviel Information überladen. Themen, die früher in der zehnten Klasse gelehrt wurden, müssen die armen Kinder heute schon im fünften Schuljahr lernen. Der Konkurrenzdruck ist sehr stark, und um im Rennen zu bleiben, müssen sie ihre Freizeit einschränken und an zusätzlichem Unterricht teilnehmen. Dadurch steigt das Ausmaß an Streß, dem sie ausgesetzt sind. Immer mehr Kinder begehen Selbstmord, weil sie dem scharfen Konkurrenzdruck nicht gewachsen sind. Tägliche Lachsitzungen helfen ihnen dabei, dieses Ausmaß an Streß zu reduzieren.

b) Heute verlieren die Kinder schon früh ihre positive Einstellung zu Spaß, Spiel und Lachen. Das zeigte sich ganz deutlich, als wir Sitzungen durchführten, an denen Kinder von der ersten bis zur zehnten Klasse teilnahmen. Während die Kinder der unteren Klassen sich königlich amüsierten, waren die älteren Kinder ein wenig reservierter. Das tägliche Lachen wird ihnen dabei helfen, ihre Einstellung zum Lachen und Spielen zu behalten.

c) Die Kinder werden harte Herausforderungen zu bestehen haben, um in dieser von Wettbewerb geprägten Welt zu überleben. Wenn man ihnen beibringen kann, wirkungsvoll mit ihren Gefühlen umzugehen und mit Hilfe der Lachtherapie Wege für ein bewußteres Leben zu lernen, dann können sie ein viel glücklicheres Leben führen.

Vorteile der Lachtherapie für Kinder

1. Regelmäßige Lachsitzungen erhöhen die Versorgung mit Sauerstoff und verbessern so ihre mentalen Funktionen und ihre Leistungsfähigkeit.
2. Der Streß bei Prüfungen wird verringert. Man sollte sogar vor den Prüfungen eine zehnminütige Lachsitzung durchführen, um ihnen die Angst zu nehmen.

3. Die Lachtherapie verbessert ihre Kondition und ihre Lungenkapazität, so daß ihre sportlichen Leistungen besser werden. Eine Lachsitzung vor einem sportlichen Wettbewerb ist sehr entspannend.
4. Die Kinder sind entspannter, und ihre Nervosität und ihr Lampenfieber nehmen ab. Das Lachen hilft den Kindern auch, sich mehr zu öffnen und mehr Selbstvertrauen zu entwickeln.
5. Sie leiden weniger oft unter Husten, Erkältungen und Infektionen der Bronchien und des Brustkorbs, denn durch das Lachen werden die Abwehrkräfte gegen die üblichen Infektionen gestärkt.
6. Wenn zwischen zwei verschiedenen Lachübungen die tiefe Yoga-Atmung geübt wird, dann trägt das dazu bei, ihre geistige Stabilität zu festigen. Wenn Fröhlichkeit zu einer Lebensart wird, werden sie auch in harten Zeiten ihre positive Einstellung bewahren. Außerdem fördert das Lachen ihre kreativen Fähigkeiten.

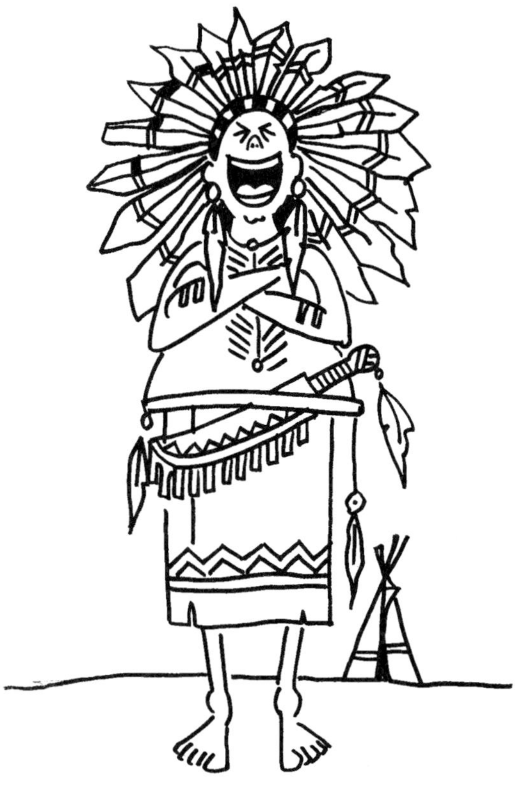

19. Kapitel
Eine Lachsitzung mit blinden Menschen: eine wunderbare Erfahrung

In den ersten zwei Jahren gab es eine Zeit, in der jede Woche Nachrichten über den einen oder anderen Lachclub in Zeitungen und Zeitschriften erschienen. Für die Medien war die Idee der Lachclubs faszinierend. Ich erinnere mich daran, daß ich im Oktober 1997 einen Anruf von Herrn Dinesh Saryia erhielt, der mich bat, ein Institut für Blinde in Dadar/Mumbai zu besuchen und einer Gruppe von 60–80 jungen Mädchen, die fast alle noch keine zwölf Jahre alt waren, die verschiedenen Lachtechniken zu demonstrieren. Herr Saryia sagte zu mir: „Wir haben eine Menge über Ihre Lachclubs gehört. Warum sollen wir nicht auch blinde Menschen zum Lachen bringen?"

Dinesh muß ungefähr 25 Jahre alt gewesen sein, und seine Sehkraft nahm durch eine Netzhautentzündung ab, eine Krankheit, die allmählich zur Erblindung führt. Er brachte seinen Wunsch zum Ausdruck, sich in meinem Büro mit mir zu treffen und die Einzelheiten auszuarbeiten. Ich sagte ein wenig zweifelnd zu, denn ich fragte mich, wie man blinde Menschen zum Lachen bringen sollte.

Normalerweise lachen wir in einer Gruppe und spornen uns gegenseitig an, indem wir uns in die Augen schauen. Auf diese Weise können wir erzwungenes Lachen in echtes Kichern transformieren. Zwei Tage später kam der junge Dinesh in mein Büro, begleitet von einem Kollegen, der ebenfalls blind war. Sie verbrachten eine halbe Stunde mit mir, und eine Sache war sehr merkwürdig: Während sie sprachen, lächelten sie die ganze Zeit. Bei gewöhnlichen Menschen sieht man das ziemlich selten. Plötzlich erinnerte ich mich an meine Besuche in Heimen für Blinde während meiner Zeit am College. Auch dort hatte ich schon beobachtet, daß die meisten blinden Menschen ein „eingebautes“ Lächeln auf ihrem Gesicht tragen, wenn sie sprechen, obwohl ich nicht weiß, warum. Ich war mir außerdem der Tatsache bewußt, daß blinde Menschen ein sehr großes Talent für Musik, die Webkunst und andere Künste entwickeln. Die beiden jungen Menschen waren von unserem Besuch im Blindenheim völlig begeistert. Ich fuhr gemeinsam mit vier Lachtherapeuten im Zug dorthin, und wir brauchten eine halbe Stunde, um das Institutsgebäude in diesem übervölkerten Ort zu finden.

Wir wurden herzlich willkommen geheißen. Es war der „Annual Readers Day“ (jährlicher Lesertag) des Instituts, und es waren viele junge Freiwillige anwesend, die sich verpflichtet hatten, den blinden Schülern zu helfen. Während des ganzen Jahres kamen sie in ihrer freien Zeit, um den blinden Schülern etwas vorzulesen. Nach der Einführungszeremonie baten wir eine Gruppe von 30–40 blinden Mädchen darum, nach draußen zu kommen und die Freude des Lachens zu erfahren. Zu Beginn zögerten die kleinen Mädchen ein wenig und kicherten unter sich selbst: „Wie können wir denn so lachen?“ Gleichzeitig hatten sie aber Spaß an der Idee, ohne Grund in einer Gruppe zu lachen. Nach zehn Minuten Überredung schlossen sie sich der Gruppe von Erwachsenen draußen im Hof an. Ich war mir immer noch nicht sicher, ob ich es schaffen würde, sie zum Lachen zu bringen.

Auch der Klang von Lachen ist ansteckend

Man muß andere Leute anschauen, um das Lachen hervorzulocken. Blickkontakt ist ein wichtiger Faktor, um echtes Kichern auszulösen. Als ich mit dieser besonderen Lachsitzung experimentierte, wurde ich jedoch eines Besseren belehrt. Zum erstenmal erkannte ich, daß auch der Klang des Lachens ansteckend ist. Je weiter die Sitzung fortschritt, um so mehr verbesserte sich die Qualität des Lachens. Die kleinen Mädchen lachten unaufhörlich, und es war in der Tat schwierig, sie zum Aufhören zu bewegen. Sie lachten so herzlich, als hätten sie bisher zuwenig von diesem natürlichen Geschenk erfahren. Zwei Mädchen liefen sogar die Tränen die Wangen hinunter. Zu meiner Überraschung lachten die zögerlich dreinschauenden Jugendlichen lebhafter als die erwachsenen und reifen Menschen, die ebenfalls an der Sitzung teilnahmen. Zum Schluß wurden die schüchtern dreinschauenden Mädchen richtig gesprächig und fragten mich: „Onkel, wann kommst du wieder, um uns zum Lachen zu bringen?“ Ich sagte, daß ich bald zurückkommen würde, aber die Organisatoren ließen nichts mehr von sich hören. Ich bat den Direktor und die Behörden des Blindeninstituts darum, jeden Tag Lachsitzungen durchzuführen. Ich war bereit, einige erfahrene Lachclub-Mitglieder dorthin zu schicken, um die Moderatoren zu schulen. Aber es sollte nicht sein. Ich erhielt nie einen Anruf. Es kommt mir so vor, als würden diese kleinen Mädchen immer noch auf mich warten, und eines Tages werde ich dorthin zurückgehen, auch wenn ich keine Einladung erhalte.

Dies war eine einzigartige Erfahrung, die der Erinnerung wert ist, und ich möchte gern ein Lächeln und ein Lachen in die Gesichter von Millionen blinder Menschen auf der ganzen Welt zaubern. Vielleicht bringt es einen frischen Hoffnungsschimmer in ihr Leben, das der Sehfähigkeit beraubt ist. Ich habe die feste Absicht, eine Einsatzgruppe von erfahrenen Lachclub-Mitgliedern zu bilden, die viel Zeit haben und die bereit sind, ein wenig Sozialarbeit zu leisten. Ich brauche aber Geld, um diesen Plan verwirklichen zu können. Ich rufe Sozialarbeiter und Menschenfreunde auf, mir in dieser Mission die Hand zu reichen.

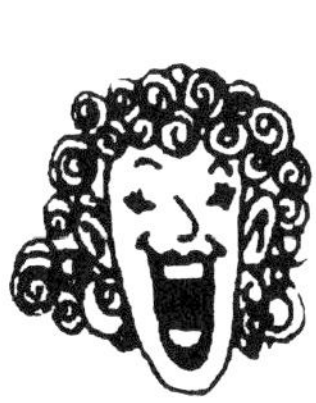

20. Kapitel „Frauen-Power“ in Lachclubs

Im Hinblick auf Gesundheit habe ich vor Frauen immer größte Achtung gehabt. Man glaubt, daß der Mann in vieler Hinsicht stärker ist als die Frau, aber wenn es um Gesundheit und Streßmanagement geht, dann sind die Frauen den Männern weit voraus. Frauen haben sich immer stärker mit der Gesundheit ihrer Familien befaßt, und wenn es um gesundheitsfördernde Maßnahmen geht, stehen sie immer in der vordersten Reihe. Eines der einzigartigen Merkmale der Lachclubs ist die begeisterte Teilnahme von seiten des schönen Geschlechts. In einem konservativen Land wie Indien braucht eine Frau sehr viel Mut, um an einen öffentlichen Ort zu gehen und dort ohne Grund zu lachen.

Als wir unseren ersten Lachclub in Mumbai ins Leben riefen, waren unter den Teilnehmern nur zwei Frauen, denn die meisten anderen waren nicht sicher, was genau dort geschehen würde und wie nutzbringend diese lustigen Vorgänge tatsächlich sein würden. Viele Frauen schauten zuerst einmal aus einiger Entfernung zu. Sie fanden es zwar lustig, hatten aber nicht den Mut, sich der Gruppe anzuschließen, weil sie darauf warteten, daß mehr Frauen dazukamen. Im Laufe der Zeit jedoch, als wir lernten, auch ohne Witze zu lachen, und es sich herumsprach, daß wir auch Atem- und Dehnübungen machten, die auf Yoga beruhten, kamen langsam mehr und mehr Frauen dazu. Die meisten Teilnehmerinnen sind zwischen 40 und 50 Jahre alt oder älter, denn jüngere Frauen müssen morgens ihre Kinder zur Schule und ihre Ehemänner ins Büro schicken. Während der Ferien kamen aber auch sie zusammen mit ihren Kindern und genossen den Spaß. Viele bedauerten, daß sie morgens keine Zeit hatten.

Nachdem die Frauen hart in Küche und Haushalt gearbeitet hatten, boten unsere Lachclubs ihnen eine neue Plattform, um ihren aufgestauten Emotionen Luft zu machen. Ich muß zugeben, daß die Gegenwart von mehr und mehr Frauen unserer Bewegung eine größere Authentizität verlieh. Die Leute in Indien glauben, daß an den Lachclubs etwas Gutes sein muß, wenn Frauen dabei sind, denn anderenfalls würden sie diese nicht so begeistert unterstützen.

Mehr Hingabe

Wenn es darum geht, ohne Grund zu lachen, dann ist es meiner Erfahrung nach wesentlich einfacher, Frauen zum Lachen zu bringen als Männer. Der Faktor von Albernheit und Ausgelassenheit zeigt bei Frauen eine größere Wirkung. Bei ihnen wirkt das Lachen auch wesentlich ansteckender. Warum das so ist, verstehe ich nicht. Vielleicht sind sie weniger logisch orientiert als Männer. Bei ihnen kommt eher die Hingabe zum Tragen. Das ist auch der Grund, warum sich mehr Frauen als Männer an spirituellen Kursen und religiösen Aktivitäten beteiligen.

Frauen haben mehr Spaß am Spaß

Vielleicht ist es auf ihre lange Beziehung zu Kindern während deren Erziehung zurückzuführen, daß Frauen mehr Spaß am Spaß haben. Alle Spaßaktivitäten während verschiedener Veranstaltungen der Lachclubs werden effizient von Frauen organisiert. Bei Spielen sind sie eher einmal selbstvergessen, und sie sehen nicht so aus, als würden sie nur daran teilnehmen, um die Zeit totzuschlagen. Kürzlich haben wir ein neues Projekt mit dem Namen „Chalo cinema" (ins Kino gehen) ins Leben gerufen, denn in einer Gruppe eine Veranstaltung zu besuchen hat seinen ganz eigenen Charme. Wir gaben allen Clubmitgliedern den Rat, mindestens einmal alle zwei Monate ins Kino zu gehen, sich ein Theaterstück anzuschauen oder den Zirkus zu besuchen. Das Projekt ließ sich sehr gut an, und auch hier waren die Frauen wieder mit größerer Begeisterung bei der Sache.

Ein reiner Frauen-Club

Ungefähr ein Jahr lang waren 30 % bis 40 % aller Lachclub-Mitglieder Frauen. Danach stiegen einige Männer aus, weil sie anderweitige Verpflichtungen hatten. Die Zahl der teilnehmenden Frauen hingegen begann ständig zu wachsen. In vielen Clubs sind die Frauen den Männern mittlerweile zahlenmäßig überlegen. Sie scheinen mit mehr Engagement bei der Sache zu sein, und ihre Ausfallrate ist wesentlich niedriger. An vielen Orten gibt es sogar reine Frauen-Clubs!

Meine Freude kannte keine Grenzen, als man mir mitteilte, daß es in einem der Vororte von Mumbai einen sehr stark besuchten „Nur-Frauen"-Club gab, in dem jeden Abend um 18.00 Uhr eine halbe Stunde lang gelacht wurde. 60 bis 70 Frauen, die laut miteinander lachten, versammelten sich überraschenderweise im Hof eines Gebäudes. Normalerweise raten wir davon ab, einen Lachclub im Hof eines Gebäudes zu gründen, denn wenn auch nur eine Person sich wegen Lärmbelästigung beschwert, dann hat der Club schon ein Problem.

Die zuversichtliche Gruppenleiterin teilte mir mit, daß kein Risiko für eine Klage bestehe, weil die Bewohner aus allen Häusern herunterkamen, um an den Lachsitzungen teilzunehmen. Sehen heißt glauben. Ich ging hin und fand ein erstaunliches Maß an Enthusiasmus. Die Mehrzahl der Mitglieder waren arbeitende Frauen. Sie kommen um 17.30 Uhr von der Arbeit nach Hause und fangen um 18.00 Uhr mit ihrem Gelächter an. Ich hätte nie erwartet, daß so etwas geschieht, aber ich war wirklich glücklich darüber, diese Entwicklung zu sehen.

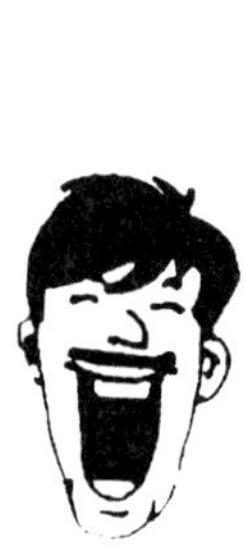

21. Kapitel
Wie man einen Lachclub gründet – Laughter Club International

Die Suche nach dem richtigen Ort

In Indien funktionieren die meisten Lachclubs auf einer alltäglichen Basis. Die Mitglieder treffen sich in öffentlichen Parks, die sie auch zu ihrem morgendlichen Spaziergang aufsuchen. Wer einen Lachclub ins Leben rufen möchte, sollte einen Ort in seiner Gegend finden, wo die Menschen sich früh am Morgen treffen können, wenn sie ihren Spaziergang unternehmen. Das kann entweder ein öffentlicher Park, ein offenes Gelände oder ein Strand sein. Der Vorteil eines solchen Standortes ist, daß man die Lachtherapie mit dem Morgenspaziergang verbinden kann. Um zu vermeiden, daß andere gestört werden, sollte der gewählte Ort sich nicht in unmittelbarer Nachbarschaft zu einem Wohngebiet befinden. In Gegenden, in denen die klimatischen Bedingungen nicht immer günstig sind, können die Lachsitzungen nicht das ganze Jahr hindurch im Freien durchgeführt werden. In diesem Fall können die Lachsitzungen auch während des Yoga-Unterrichts oder in Gesundheitsclubs oder Aerobic-Zentren stattfinden, wo das Lachen eine zusätzliche Bereicherung für die stattfindenden Aktivitäten ist.

Registrierung des Clubs

Um deinen Club registrieren zu lassen, schreibe bitte an: The President, Laughter Club International Head Quarters, A-1, Denzil, 3rd Cross Road, Lokhandwala Complex, Andheri (W), Mumbai 400 053, Indien.

Tel.: 022-631-6426, Fax: 022-632-4293, E-Mail: laugh@vsnl.com. Dann erhältst du ein Registrierungsformular für einen neuen Club sowie einen Informationsratgeber. Gründe ein aus fünf Mitgliedern bestehendes Organisationskomitee. Das sind die Gründungsmitglieder, die als Moderatoren geschult werden. Nach Möglichkeit sollten in diesem Komitee auch eine oder zwei Frauen vertreten sein. Nachdem du eine Bestätigung der Registrierung erhalten hast, stelle eine Gruppe von mindestens 25 bis 30 Leuten zusammen (je mehr, desto besser), die täglich an den Lachsitzungen teilnehmen würden. Wir werden ein Datum für die Eröffnung des Lachclubs in deiner Stadt festlegen.

Der Laughter Club International wird ein Expertenteam organisieren, das deine Gegend besuchen wird, um einen Vortrag zu halten und verschiedene Techniken des Yoga-Lachens zu demonstrieren. Dieses Team wird auch deine Moderatoren schulen, die dann die täglichen Lachsitzungen leiten werden. Die Kosten für Reise, Verpflegung und Unterbringung des Expertenteams übernimmt die organisierende Gruppe. Wenn deine Gruppe die Kosten für das Team nicht erübrigen kann, kannst du entweder soziale Organisationen wie den Rotary Club oder den Lions Club, oder aber auch Firmen und Menschenfreunde ansprechen und diese bitten, die Veranstaltung im Interesse der Öffentlichkeit zu sponsern.

Von Zeit zu Zeit organisieren der Laughter Club International und Dr. Kataria's School of Laughter Yoga Schulungsprogramme für Moderatoren auf der ganzen Welt. Das Ausbildungsprogramm kannst du auf unserer Website www.laughteryoga.com jederzeit einsehen.

Lach-Yoga am Arbeitsplatz

Es gibt viele Menschen, die nicht frühmorgens aufstehen können, und andere, die sich schon früh auf den Weg zu ihrer Arbeitsstelle machen müssen. Sie können deshalb vielleicht nicht an Lachsitzungen teilnehmen. Für diese Menschen würde die ideale Alternative darin bestehen, die Lachsitzungen in ihren Büros oder ihrer Fabrik durchzuführen, vorausgesetzt, daß die Firmenleitung von den Vorteilen dieses Konzepts überzeugt ist.

In westlichen Ländern

In den Ländern des Westens ist das Konzept der Lachclubs etwas anders, denn dort treffen sich die Clubmitglieder gerne für zwei Stunden an jedem Wochenende oder alle zwei Wochen. Sie lachen eine halbe Stunde lang, verbunden mit Atemübungen und Dehnübungen und gefolgt von einer halbstündigen Lachmeditation. Dann finden lustige Aktivitäten, Spiele, Brainstorming, Gespräche über psychologische und philosophische Aspekte des Lachens sowie Tanz und Musik statt. Das bezeichnet man als sozialen Lachclub. Er arbeitet auf einer nicht gewinnorientierten Basis, und alle Ausgaben für die Veranstaltung sowie für Essen und Getränke werden von den Mitgliedern geteilt. Solche Lachtreffen können häufiger oder weniger häufig stattfinden, je nachdem, wie es den Mitgliedern angenehm ist. Auch am Arbeitsplatz findet diese Idee immer mehr Anklang, denn dort können die Menschen dieses wunderbare Naturheilverfahren täglich praktizieren. Alle sozialen Lachclubs und Firmen-Lachclubs müssen bei Dr. Kataria's School of Laughter Yoga registriert werden.

Laughter Club International

Der Laughter Club International ist eine gemäß Firmenregistrierungsgesetz 1860 eingetragene, weltweite Organisation. Als gemeinnütziger Verein gemäß Absatz 80 G ist er außerdem von der Steuer befreit.

Ziele und Zielsetzungen

- ❖ Unser Ziel ist es, ein Bewußtsein für diese neue Yoga-Technik der Lachtherapie in ganz Indien und in anderen Teilen der Welt zu schaffen, indem wir mehr Lachclubs gründen und praktische Schulungen in verschiedenen Lachtechniken durchführen. So können wir dazu beitragen, den Geist des Lachens zu kultivieren, indem wir Wege und Mittel für ein bewußtes Leben verstehen und sie durch das Lachen in die Tat umsetzen.

- ❖ Unser Ziel ist es, ein Ärzteteam aus verschiedenen Bereichen und Systemen der Medizin zusammenzustellen, die wissenschaftliche Studien und Forschungsarbeiten durchführen, um festzustellen, wie sich das Lachen auf das körperliche, mentale, soziale und spirituelle Wohlbefinden der Teilnehmer auswirken kann.
- ❖ Unser Ziel ist es, Zeitschriften herauszugeben und eine Sammlung von Büchern, Videofilmen, CDs und anderen Informationen über die Lachtherapie einzurichten.
- ❖ Unser Ziel ist es, Menschen aus verschiedenen Ländern zusammenzubringen und durch das Lachen den ewigen Frieden zu erreichen.

Zugehörigkeit zum Laughter Club International

Mit der zunehmenden Beliebtheit der Lachtherapie haben viele Menschen eigene Lachclubs ins Leben gerufen. Sie führen Lachsitzungen durch, ohne entsprechend darin geschult worden zu sein. Die Lachtherapie wird durch ein Team von Ärzten und Yoga-Experten beaufsichtigt, die Forschungsarbeiten durchführen, um zu gewährleisten, daß die Teilnehmer der Lachtherapie den größtmöglichen Nutzen daraus ziehen. Wenn sie falsch oder ohne ausreichende Schulung durchgeführt wird, kann die Lachtherapie unter Umständen nicht wirksam oder sogar gesundheitsschädlich sein, wenn das Lachen oder die Übungen mit zu großer Kraftanstrengung durchgeführt werden.

Entsprechend unserem neuen Konzept lachen wir in einer Gruppe, ohne dabei auf Witze zurückzugreifen. Um Spontaneität und das Motiv des Selbstinteresses zu erhalten und Langeweile zu vermeiden, müssen die Lachtechniken in stärkerem Maße anregend sein. Unser Expertenteam wird das Programm deiner Lachtherapie von Zeit zu Zeit auf den neuesten Stand bringen.

Um Näheres zu erfahren, wende dich bitte an:
Dr. Madan Kataria, The Founder President
Laughter Club International
Head Quarters: A-1, Denzil, 3rd Cross Road,
Lokhandwala Complex, Andheri (W), Mumbai 400 053, Indien,
Tel.: 022-631-6426, Fax: 022-632-4293
E-Mail: laugh@vsnl.com; Website: www.laughteryoga.com

22. Kapitel
Die Rolle des Moderators in einem Lachclub

Eine der unerläßlichen Voraussetzungen für einen erfolgreichen Lachclub ist ein Moderator oder ein Leiter. In einer Gruppe kann es mehr als einen Moderator geben. Seine Aufgabe besteht nicht darin, Witze zu reißen und die Leute zum Lachen zu bringen, und er soll auch keine Grimassen schneiden oder andere lustige Sachen machen. Seine Hauptaufgabe besteht darin, die einzelnen Abschnitte der Lachübungen sowie die Atem- und Dehnübungen anzusagen. Er ist der Auslöser, der schneller und ansteckender lacht als andere. Seine Aufgabe besteht darin, andere zu motivieren, ihre Hemmungen fallenzulassen und spielerischer zu sein, so daß angeregtes Lachen zu einem echten, schallenden Lachen werden kann. Ein gutes Selbstvertrauen, der richtige Blickkontakt und eine lebhafte Stimme, damit er die Befehle für das Lachen geben kann, sind einige der Grundqualitäten, die ein Moderator haben muß.

Die richtige Schulung

Trotz aller vorhandenen Qualitäten eines guten Leiters benötigt der Moderator die richtige Schulung, um eine Lachsitzung durchführen zu können. Da das Yoga-Lachen ein neues Konzept ist, ist es äußerst wichtig, daß er das Thema hinreichend versteht. Bücher und Literatur stehen im Hauptquartier des Laughter Club International zur Verfügung. Es ist von Vorteil, wenn man sie studiert, ehe man einen Lachclub gründet. Da das Konzept neu ist, könnte es sein, daß die Teilnehmer viele Fragen stellen, die beantwortet werden müssen. Im Auftrag des Laughter Club

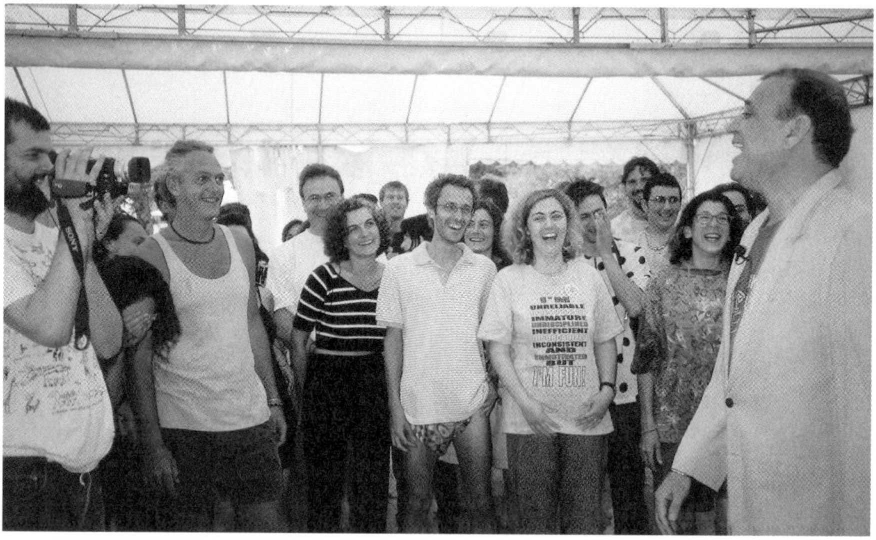

International führen wir von Zeit zu Zeit Schulungsprogramme für Moderatoren durch. Es ist von großem Vorteil, wenn die Schulung vor der Gründung des Lachclubs erfolgt. Die erste formale Schulung erhält der Moderator zum Zeitpunkt der Eröffnung des Clubs, wenn Experten die verschiedenen Formen des angeregten Lachens vorführen.

Wenn der Moderator zu diesem Zeitpunkt über eine Liste der verschiedenen Abschnitte einer Lachsitzung verfügt, kann er die Techniken sehr schnell aufnehmen. Daher muß er sich die Abschnitte gut einprägen, damit er die verschiedenen Befehle während der ersten Schulung üben kann.

Wichtig: Wenn ein neuer Lachclub eröffnet wird, sollte ein geeigneter Moderator gewählt werden. Er oder sie sollte regelmäßig teilnehmen und in der Lage sein, bereits ab dem nächsten Tag die Sitzung zu leiten. Viele Clubs lassen sich deshalb nicht gut an, weil der falsche Moderator gewählt wurde.

Wie man einen Befehl gibt

Die wichtigste Aufgabe des Moderators während einer Lachsitzung besteht darin, den Teilnehmern die entsprechenden Befehle zu erteilen, mit denen die verschiedenen Lachübungen und die anderen Übungen ausgeführt werden. Der grundlegende Zweck eines Befehls ist, daß alle Mitglieder der Gruppe gleichzeitig lachen. Das bewirkt, daß sich ein gutes Tempo aufbaut und daß eine gute Atmosphäre geschaffen wird, die auch andere zum Lachen anregt. Wenn einzelne Gruppenmitglieder unterschiedlich laut und zu unterschiedlichen Zeitpunkten lachen, erzielt man hingegen keine zufriedenstellende Wirkung. Die Reaktion der Gruppe hängt vom richtigen Befehl und von der Energie des Leiters ab. Deshalb sollte ein Leiter immer schnell und voller Energie sein. Er sollte eine laute und klare Stimme haben.

Ein typischer Lachbefehl wird gegeben, indem man „Eins... Zwei... Drei..." sagt. Der Befehl sollte langsam, deutlich und mit zunehmender Lautstärke ausgesprochen werden. So sollte man zum Beispiel „Eins" in normaler Lautstärke sagen, „Zwei" ein wenig lauter und „D...r...ei..." mit solcher Begeisterung, daß alle Mitglieder dazu angeregt werden, gleichzeitig zu lachen, wodurch eine gute Wirkung erzielt wird. Auch bei den Atemübungen sollten alle Mitglieder gleichzeitig beginnen, da der Zeitpunkt von Einatmen, Anhalten und Ausatmen in Übereinstimmung mit den Grundsätzen des Yoga überwacht werden muß. Deshalb ist es wichtig, daß alle Mitglieder gleichzeitig beginnen. So sollte also der Befehl für das Atmen wie folgt sein: „Jetzt holen wir tief Luft... Fertig... Jetzt!" Das Wort „Jetzt" sollte ein wenig lauter gesagt werden.

Für die Dehnübungen sind die Befehle noch etwas anders. Normalerweise führen wir jede Dehnübung für Nacken und Schultern fünfmal durch. Zuerst nennt man den Namen der Übung, dann sagt man: „Eins... (langsam)... Zwei..., ... Drei..., Vier... und Fünf". Man bittet die Mitglieder, die Übung langsam auszuführen. Am Schluß jeder Bewegungsreihe behält man eine angenehme Dehnung bei und kommt dann in die Ausgangsposition zurück. Der Moderator selbst sollte die Übung langsam ausführen, um zu zeigen, wie schnell die Bewegung sein soll. Falls erforderlich, sollte die korrekte Ausführung der Übungen für neue Mitglieder von Zeit zu Zeit noch einmal demonstriert werden. Der Moderator sollte es vermeiden, den Mitgliedern während der Lachsitzung Anweisungen zu erteilen und sie zu korrigieren. Das ist nur Zeitverschwendung und könnte den fraglichen Teilnehmer in Verlegenheit bringen.

Die Aufstellung der Gruppe

Da es sich bei *Hasya Yoga* (Lach-Yoga) um eine dynamische Übung handelt, ist es sehr wichtig, wie und in welcher Entfernung zueinander die Teilnehmer stehen. In den meisten Fällen stellt man sich am liebsten in einem Kreis auf, wobei der Moderator in der Mitte steht. Bei dieser Form der Aufstellung sollte der Moderator sich ständig im Kreis drehen, um den Blickkontakt zu allen Mitgliedern aufrechtzuerhalten. Wenn er das nicht tut, dann fühlen die Leute, die hinter ihm stehen, sich nicht beachtet, und ihre Motivation läßt nach. Introvertierte und scheue Mitglieder wollen manchmal gern hinter dem Moderator stehen, um das „öffentliche Auge" zu vermeiden. Dadurch entstehen aber Blockaden beim Abbau ihrer Hemmungen, und die richtige Ausführung der verschiedenen Lachtechniken wird behindert. Eine weitere gute Aufstellungsform ist der Halbkreis. Hier steht der Moderator an einem Ende und hält den Blickkontakt zu allen Mitgliedern aufrecht.

Der Abstand zwischen den Teilnehmern

Der Abstand zwischen den Teilnehmern ist ebenfalls sehr wichtig. Während der Dehnübungen brauchen wir mehr Platz, damit die Mitglieder sich mit ausgestreckten Armen nicht gegenseitig berühren. Bei zu großem Abstand kann aber zwischen den Teilnehmern kein ausreichender Blickkontakt stattfinden, der das angeregte Lachen in ein echtes Kichern verwandeln soll. Außerdem sollte man während des Lachens nicht befangen sein und versuchen, möglichst viel Abstand zu den anderen zu halten. Schaue deinem Gegenüber in die Augen und lache. Gehe dann weiter zu einem anderen Teilnehmer, um auch mit ihm zu lachen.

Aus diesem Grund werden nach dem neuen Modell alle Übungen und das tiefe Atmen an den Beginn der Lachsitzung gelegt. Auf diese Weise können auch Mitglieder, die ein wenig spät kommen, noch mitmachen. Außerdem sind die Teilnehmer durch die Dehnübungen entspannter und beim Lachen weniger gehemmt. Daher ist es in Ordnung, wenn während der Übungen zu Beginn ein gewisser Abstand zwischen den Mitgliedern aufrechterhalten wird. Bei Beginn der ersten Lachübung sollte der Moderator aber alle Teilnehmer bitten, ein wenig näher zu kommen. Nach Möglichkeit sollte es wie eine zufällig zusammengestellte Gruppe aussehen. Es besteht keine Notwendigkeit, während einer Lachsitzung „Schlange zu stehen". Man sollte die Teilnehmer sogar ermutigen, sich zu bewegen, ihren Standort zu wechseln und zu verschiedenen anderen Mitgliedern hinzugehen, um mit ihnen gemeinsam zu lachen. Wenn jemand unbeweglich an einem Platz steht, dann ist das ein Zeichen dafür, daß er befangen und steif ist. Das wirkt sich negativ auf die Qualität des Lachens aus.

Die unterschiedlichen Entfernungen und Bewegungen tragen zu einer größeren Verspieltheit bei. Dadurch wird die Lachsitzung spontaner und macht mehr Spaß.

Am Schluß der Sitzung werden die Gruppenmitglieder gebeten, noch näher zu kommen, um das aufsteigende Lachen auszuführen und die Lachslogans zu rufen. Das aufsteigende Lachen ist eine sehr schöne und machtvolle Form des Lachens. Es kommt dem spontanen und meditativen Lachen sehr nahe, und es kann nur dann gut ausgeführt werden, wenn die Teilnehmer nahe beieinander stehen.

Motivationsebenen

Es ist gar nicht so einfach, Menschen ohne Witze zum Lachen zu bringen. Man braucht sowohl die Fähigkeit als auch die Motivation, damit die Lachsitzung Spaß macht. Daher sollte der Moderator nicht nur die richtigen Befehle geben, sondern die Teilnehmer auch gut motivieren können. Er sollte die Fähigkeit besitzen, andere zu inspirieren, damit sie ihre gute Stimmung behalten. Deshalb sollte der Moderator selbst dynamisch und voller Energie sein. Um die Stimmung hoch zu halten, sollte man sich an die Philosophie „Bewegung erschafft Gefühle" erinnern. Wenn man sich so verhält, als sei man voller Energie, dann wird man im Lauf der Zeit auch zu einem energievollen Menschen. Indem du wiederholt so tust, als seiest du glücklich und energiegeladen, wird es nach einer Weile zu einem Teil deiner Natur. Und wie auch die Nächstenliebe bei dir zu Hause beginnt, solltest du zuerst dich selbst motivieren, um dann andere motivieren zu können.

Um andere zu motivieren, sollte der Moderator sich innerhalb des Kreises umherbewegen, zu verschiedenen Mitgliedern hingehen und Handbewegungen machen, als ob er sagen wolle: „Los! Komm aus dir heraus!“ Außerdem sollte er verbale Unterstützung geben, wie: „Wunderbar! Sehr gut! Erstklassig!“ Damit die Teilnehmer sich wohlfühlen, muß er zwischen den einzelnen Lachübungen sagen: „Entspannt euch! Entspannt euch!“ Nicht zuletzt müssen die von unserem zentralen Forschungsteam empfohlenen Innovationen und neuen Punkte fortlaufend in das Programm integriert werden. Man sollte offen dafür sein, alte, weniger interessante Dinge durch neue zu ersetzen. Deshalb sollten die Moderatoren durch Brief, Telefon, Fax oder E-Mail den Kontakt zum Hauptquartier des Laughter Club International aufrechterhalten.

Die Disziplin in einem Lachclub

Einen erfolgreichen Moderator erkennt man auch daran, daß er in der Lage ist, die Disziplin aufrechtzuerhalten, was Zeitpunkt und Dauer der Lachsitzungen angeht. Die gesamte Sitzung sollte kurz und angenehm sein und nicht länger als 20 bis 25 Minuten dauern. Ein Merkmal der Lachclubs ist es, daß ihre Sitzungen immer ganz pünktlich beginnen. Auch wenn erst wenige Teilnehmer anwesend sind, muß mit dem rhythmischen Klatschen und dem Singen von Ho-Ho Ha-Ha begonnen werden, ohne auf die restlichen Teilnehmer zu warten. Beim Beginn einer Lachsitzung stellen die Leute ihre Uhren. Es gibt eine Reihe von Gründen, pünktlich zu sein. Ein Grund besteht darin, daß viele Mitglieder anschließend zur Arbeit gehen müssen. Der Moderator kann es sich nicht leisten, zu spät zu kommen. Er sollte bereits fünf Minuten vor dem vereinbarten Beginn einer Lachsitzung anwesend sein.

Disziplin ist nicht gleichbedeutend mit Bevormunden und Herumkommandieren. Eine der schönen Seiten an einem Lachclub ist, daß es keinen Zwang und auch keine strenge Regel gibt, daß man jeden Tag kommen oder pünktlich da sein muß. Es liegt am Mitglied selbst, zu entscheiden, ob er jeden Tag kommen möchte, nur zweimal in der Woche oder auch nur gelegentlich, wenn er Lust dazu verspürt. Wird die Lachsitzung durch eine Organisation ins Leben gerufen, dann müssen deren Regeln jedoch befolgt werden. In den öffentlichen Parks überlassen wir es im allgemeinen völlig dem Ermessen jedes Clubmitglieds, wie oft er an den Sitzungen teilnehmen möchte. Unsere einfache Logik ist: Wenn die Sitzungen gut sind und Spaß machen, warum sollten die Leute sie dann verpassen wollen?

Beim Einhalten von Disziplin geht es darum, Ordentlichkeit und ein Gefühl der Zusammengehörigkeit und der Harmonie aufrechtzuerhalten. Wir ziehen es vor, etwas mit Liebe statt mit Zwang anzuordnen. Wenn ein Teilnehmer versucht, die Harmonie eines Clubs zu stören, dann sollte er achtsam darauf angesprochen werden, nachdem die Sitzung vorüber ist. Der Moderator sollte es vermeiden, ihn während der Sitzung vor allen Anwesenden auszuschimpfen oder anzuschreien. Wenn ein Mitglied trotz aller Bemühungen den reibungslosen Ablauf des Clubs behindert, dann hat der Moderator das volle Recht, ihm den Zutritt zu weiteren Sitzungen zu verwehren, nicht per Gesetz, sondern durch den Konsens aller Mitglieder der Gruppe.

Die Schulung von Co-Moderatoren

Die Lachsitzungen müssen an 30 Tagen im Monat und an 365 Tagen im Jahr stattfinden. Für den Fall, daß der Moderator einmal nicht zur Verfügung steht, sollte es einige Co-Moderatoren geben, die ebenfalls in der Lage sind, einen effektiven Ablauf der Sitzungen zu gewährleisten. Meiner Erfahrung nach sind die besten Leiter jene, die andere loben und deren Anerkennung bekommen. Einige Moderatoren neigen dazu, die Show ganz allein abzuziehen. Sie wollen nicht zulassen, daß auch andere nach vorne kommen und die Sitzung leiten.

Wenn du feststellst, daß neue Moderatoren die Fähigkeit besitzen, eine Sitzung effektiv zu leiten, dann beginne langsam, indem du sie bittest, zunächst die Atem- und Dehnübungen zu übernehmen. Gehe dann zu den unterschiedlichen Lachübungen über. Eine weitere gute Idee ist es, die gesamte Sitzung gemeinsam zu leiten, indem man die einzelnen Lachbefehle untereinander aufteilt. Und indem man das tut, kann man immer wieder andere Teilnehmer bitten, nach vorne zu kommen und einen bestimmten Befehl zu erteilen.

Das schafft ein sehr gutes Gefühl der Harmonie zwischen den Teilnehmern und hilft immer mehr Menschen, größeres Selbstvertrauen zu gewinnen. In einer Gruppe, die aus insgesamt 80–100 Mitgliedern besteht, hat der Lachclub von Mulund mehr als 30 Moderatoren ernannt. Frauen sollten in immer stärkerem Maß dazu ermutigt werden, Sitzungen zu moderieren. So werden Lampenfieber und die Angst vor öffentlichen Auftritten verringert und das Selbstvertrauen gesteigert. Wenn man anderen erlaubt, auch einmal Moderator zu sein, dann hilft man ihnen dabei, sich von introvertierten zu extrovertierten Menschen zu entwickeln. In den Lachclubs gibt es viele hundert Beispiele dafür, daß Menschen, die zuvor kein einziges Wort in der Öffentlichkeit hervorbrachten, heute erfolgreich Lachsitzungen moderieren.

Politik und Religion aus dem Spiel lassen

Wir träumen von einer vereinten Welt und davon, durch Lachen zum Weltfrieden zu gelangen. Auf religiöser Basis werden wir es niemals schaffen, die Welt zu einen und eine gemeinsame Harmonie zu erschaffen. Das Lachen aber gehört allen, und es hat das Potential, zum Bindeglied zwischen Menschen aller Religionen, Kasten, Konfessionen und Hautfarben, zwischen arm und reich und Vorgesetzten und Untergebenen zu werden.

Durch die unterschiedlichen religiösen Praktiken verschiedener Religionen kann man spirituelle Erleuchtung erlangen, aber das Lachen ist eine der einfachsten und am leichtesten zu akzeptierenden Formen der Spiritualität. Wir nehmen das Beste aller Religionen und setzen es in den Lachclubs praktisch in die Tat um, um so Gesundheit und Glück zu erlangen.

Lachsitzungen finden früh am Morgen statt, und das ist auch die Zeit, in der die Menschen religiöse Orte aufsuchen, um zu beten. Aufgrund der religiösen Überzeugung der Moderatoren wurden in einigen Lachclubs Gebete und religiöse Gesänge eingeführt. Obwohl es vielen Mitgliedern gefiel, hat es dem weltlichen Charakter der Lachclubs geschadet. Diese Plattform steht allen Gemeinschaften offen. Wie tolerant ein Mensch auch immer sein mag, man bringt ihn doch nicht dazu, etwas zu akzeptieren, das auf einer bestimmten Religion beruht. Bei jemandem, der einer anderen Religion angehört, rufen diese Gebete vielleicht nicht dieselbe Hingabe hervor.

Daher darf der Moderator keine Gebete einführen, und er darf niemandem, der einer bestimmten Religion angehört, erlauben, seine Mitgliedschaft in einem Lachclub zu religiösen Zwecken auszunutzen. In vielen Clubs, in denen man bereits begonnen hatte, Gebete zu sprechen, hatte ich sehr viel Mühe, die Teilnehmer davon zu überzeugen, daß sie wieder damit aufhören sollten. Ich sagte ihnen, daß das Beten eine sehr persönliche Angelegenheit sei und daher an einem privaten Ort oder in einer religiösen Einrichtung erfolgen solle. Gebete werden niemals nachlässig an einem öffentlichen Ort gesprochen. Ich sagte ihnen auch, daß die verschiedenen Religionen die Menschen schon immer entzweit und zu Gewalttaten auf der ganzen Welt geführt haben.

Viele Clubs haben auf meinen Rat gehört und das Beten wieder eingestellt. Nun werden Anweisungen erteilt, ehe ein neuer Club gegründet wird. Eine weitere wichtige Anweisung an die Moderatoren ist, den Lachclub nicht als eine Plattform zu benutzen, auf der Politiker aller Parteien Reden halten können. Das Lachen sollte weitestgehend frei von Politik bleiben. Man sollte darauf achten, daß ein Lachclub nicht für politische Zwecke mißbraucht wird.

Organisation von Spielen, Picknicks und Gesundheits-Camps

Zusätzlich zu den Lachsitzungen am Morgen organisieren die meisten Clubs nun auch Ausflüge, Picknicks und Gesundheits-Camps. Die Kosten für diese Aktivitäten können untereinander geteilt werden. Familienmitglieder, Freunde und Verwandte der regulären Mitglieder kann man zu solchen Anlässen einladen. Hier bietet sich eine gute Möglichkeit, für das Lachen zu werben und die Mitgliederzahl deines Clubs zu erhöhen. Wenn solche Veranstaltungen gut besucht sind, kannst du, um einen Teil der Kosten zu decken, vielleicht lokale Banken, bekannte Geschäfte, Firmen oder Geschäftshäuser fragen, ob sie bereit wären, solche Veranstaltungen finanziell zu unterstützen, wenn im Gegenzug dafür ihr Werbematerial ausgelegt wird.

Unterstützung bei Forschungsarbeiten

Von Zeit zu Zeit werden wir medizinische Forschungen durchführen, um die gesundheitlichen Vorteile der Lachtherapie auszuwerten. Die Moderatoren können das Forschungsteam unterstützen, indem sie Clubmitglieder befragen und Fragebögen ausfüllen lassen. Wenn Tests durchgeführt werden, werden die Kosten hierfür in voller Höhe von der zentralen Einrichtung, dem Laughter Club International, übernommen.

Wichtige Ankündigungen

Der Moderator fungiert als Bindeglied zwischen den Mitgliedern des Lachclubs und dem Laughter Club International. Von Zeit zu Zeit verschicken wir Rundschreiben mit Informationen über Aktivitäten, Forschungsergebnisse, neue Entwicklungen und verschiedene Projekte, die den Mitgliedern Gesundheit und Glück bringen sollen. Außerdem informieren wir über verschiedene nationale und internationale Konferenzen, bei denen es um Lachen und Humor geht. Mit Unterstützung von Verhaltensforschern auf der ganzen Welt wollen wir Lachclub-Mitgliedern helfen, negative Emotionen wie zum Beispiel Angst, Zorn, Schuld und Eifersucht zu überwinden. Momentan haben wir den Montag zum „Tag des Kompliments" und den Freitag zum „Tag der Vergebung" bestimmt, um damit den Mitgliedern zu einem inneren Glücksgefühl zu verhelfen. Die Moderatoren nehmen regelmäßige Ankündigungen vor, um diese Programme in die Tat umzusetzen. Falls erforderlich, können Kopien gemacht und unter den Mitgliedern verteilt werden.

Die Gesundheit beobachten

Die Moderatoren sollten ein Auge auf die Club-Mitglieder haben und sie von Zeit zu Zeit nach ihrem Wohlbefinden fragen. Alle zwei Wochen sollte eine Ankündigung erfolgen, in der die Mitglieder darüber informiert werden, wer an einer Lachsitzung nicht teilnehmen sollte. Alle, die Probleme mit Angina (Brustschmerzen), einer Hernie oder einem Glaukom haben oder an einem Bandscheibenvorfall mit

Rückenschmerzen oder einem Gebärmuttervorfall leiden, sollten den Rat ihres Arztes einholen, ehe sie an einer Lachsitzung teilnehmen. Das gilt auch für Teilnehmer, deren Husten mit Auswurf oder akute Virusinfektion (Grippe, Erkältung) länger als zehn Tage andauert. Wer sich während der Lachsitzung unwohl fühlt, sollte seinen Arzt aufsuchen, ehe er an weiteren Lachsitzungen teilnimmt. Ältere Personen, die unter Schwindelgefühlen leiden, sollten sich von ihrem Arzt untersuchen lassen.

Aus hygienischen Gründen sollte man ein Päckchen Tempotaschentücher bereit halten, falls jemand während des Lachens Schleim abhusten muß. Die Mitglieder sollten davon abgehalten werden, einfach auf den Boden zu spucken. Die Moderatoren sollten außerdem ein Auge auf die Mitglieder haben, die sich während der Sitzung zu sehr verausgaben.

Unregelmäßigkeiten und eine Änderung der Aufstellung

Mit zunehmender Beliebtheit der Lachbewegung haben viele Gruppen damit begonnen, eigene Lachsitzungen durchzuführen, ohne entsprechend geschult worden zu sein. Dies kann zu gesundheitlichen Problemen führen, denn die Sitzungen sollten von medizinischen Experten überwacht werden. Wir ermutigen die Clubs auch, mit neuen Ideen zu experimentieren, um Schwung und Spaß in die Lachclubs hineinzubringen. Einige Moderatoren versuchen aber, die bestehenden Lachübungen nach ihrem eigenen Gutdünken zu verändern. Wenn die wichtigsten Übungen nicht in einer Standardform ausgeführt werden, wird es jedoch schwierig, medizinische Forschungen durchzuführen, die herausfinden sollen, welche Übungen nutzbringend sind und welche nicht. Es wurde auch beobachtet, daß, je nach Geschmack der Moderatoren, verschiedene neue Übungen eingeführt wurden, wodurch die Dauer der Lachübungen wesentlich verkürzt wurde. Die gesamte Sitzung sollte aber normalerweise 20 bis 25 Minuten dauern.

Wenn eine Gruppe zusätzliche Übungen oder andere Dinge einführen will, dann sollte sie dies entweder vor oder nach der für die Lachsitzung festgelegten Zeit tun. Die Teilnahme an zusätzlichen

Übungen sollte nicht für alle Mitglieder zwingend sein. Wenn eine Gruppe bestimmte Formen des Lachens oder bestimmte Übungen lieber mag als die Standardformen, dann sollten diese nicht länger als 5 Minuten dauern.

Die Begrüßung neuer Mitglieder

In vielen Clubs gehört es zur Tradition, daß Gäste, die zum erstenmal an einer Lachsitzung teilnehmen, in die Mitte gerufen und mit dem Begrüßungslachen willkommen geheißen werden. Wenn ein Mitglied eines anderen Clubs aus der gleichen Stadt oder von einer Außenstation deinen Club besucht, dann sollte ihm die gleiche Ehre zuteil werden. Dies wird viele neue Mitglieder dazu motivieren, deinem Club beizutreten.

Die Teilnahme an Seminaren und Konferenzen

Von Zeit zu Zeit veranstalten wir Seminare und Konferenzen, um über neue Ideen von Lach- und Humorexperten sowie Verhaltensforschern weltweit zu informieren. Die Leiter und Co-Moderatoren müssen an diesen Veranstaltungen teilnehmen, um ihre Kenntnisse zu erweitern und innovative Konzepte in die Tat umzusetzen. Bei Gesundheits-Workshops, Yoga- oder Meditations-Camps sollten die Moderatoren die Gelegenheit nutzen, um mit anderen Teilnehmern ihre Erfahrungen in der Lachtherapie auszutauschen.

Gesundheitshinweise für Moderatoren

Eine der wichtigsten Vorsichtsmaßnahmen für alle Moderatoren besteht darin, daß sie ihre Stimme nicht zu sehr strapazieren. Um die Gruppenmitglieder zu motivieren, müssen sie sich manchmal besonders anstrengen, was zu einer übermäßigen Belastung des Körpers führen kann. Am anfälligsten sind die Stimmbänder. Auf ihnen können sich Knötchen bilden, die zu permanenter Heiserkeit führen können. Daher sollte jeder Moderator ganz besonders darauf achten, keinen Bereich seines Körpers übermäßig zu belasten, wenn er während einer Lachsitzung Vorführungen macht oder Befehle erteilt.

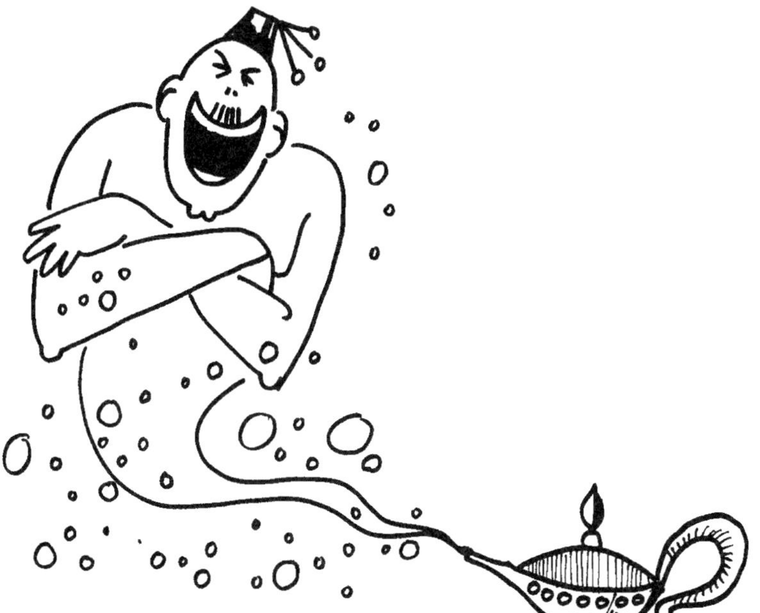

23. Kapitel
Der Weltlachtag: Weltfrieden durch Lachen

Heute stehen wir am Rand der nuklearen Katastrophe und des weit verbreiteten internationalen Terrorismus. Immer mehr Länder erlangen die Fähigkeit zur Herstellung nuklearer Waffen. Aber Atombomben sind keine Garantie für den Frieden, obwohl viele Führer der Welt das lange glaubten. Wenn ein Verrückter auf den Knopf drückt, müssen andere darauf reagieren. Warum gibt es in der heutigen Zeit so viele Unruhen in der Welt?

In unserem Inneren führen wir Krieg mit uns selbst, und deshalb gibt es heute Krieg in der Welt. Wenn wir durch die Lachclubs, durch das Yoga-Lachen und durch eine bewußte Lebensweise innerhalb der Gruppe Frieden in unserem Inneren gewinnen können und wenn diese kleinen Gruppen sich über die gesamte Welt ausbreiten, dann wird es auf der ganzen Welt immerwährenden Frieden geben. Das Lachen ist eine machtvolle, positive Emotion. Es bewirkt, daß die Menschen eine positive Aura haben. Wenn eine Gruppe von Menschen gemeinsam lacht, dann erschafft sie damit eine Aura der Gemeinschaft. Elektromagnetische Wellen einer Gruppe, die jeden Tag lacht, bilden eine schützende Hülle um dieses Gebiet, um es vor bösen Kräften zu schützen. Auf ähnliche Weise glaubten die Menschen früher, daß ein einziger heiligmäßiger Mann genügte, um das gesamte Dorf zu schützen. Wenn diese Lachgruppen sich über das ganze Land ausbreiten, wird dies das Bewußtsein der gesamten Nation verändern.

Auf ähnliche Weise kann durch die Existenz von Lachclubs auf der ganzen Welt ein globales Bewußtsein für Kameradschaft und Freundschaft entstehen. Um die Botschaft des Weltfriedens durch die Lachclubs in der ganzen Welt zu verbreiten, haben wir beschlossen, jedes Jahr am zweiten Sonntag im Januar den Weltlachtag zu feiern. An diesem Tag versammeln sich viele tausend Menschen an einem öffentlichen Ort oder in einem Stadion, um gemeinsam zu lachen.

Normalerweise sollte jedes Weltereignis durch die Vereinten Nationen festgelegt werden, damit es internationale Unterstützung erhält. Wir dachten, daß es vielleicht schwierig werden könnte, in diesem Stadium die Zustimmung der Vereinten Nationen zu erhalten, da es sich um eine neue Organisation handelte. Außerdem mußten wir, ehe die Weltgemeinschaft uns akzeptieren würde, einen internationalen Konsens aufbauen und unseren guten Ruf beweisen, indem wir weitere Forschungsarbeiten durchführten. Es ging nur darum, das internationale Bewußtsein dafür zu schärfen, daß unsere zentrale Körperschaft, der Laughter Club International, beschlossen hatte, das Ereignis am zweiten Sonntag im Januar jeden Jahres zu feiern. Ideal wäre es gewesen, wenn wir das neue Jahr lachend begonnen hätten. Da die Menschen in der Nacht des 31. Dezember aber kaum schlafen, wäre es schwierig gewesen, am 1. Januar morgens Versammlungen abzuhalten. Weil der erste Sonntag eventuell zu nahe am 1. Januar lag, war der zweite Sonntag die beste Wahl. Wenn wir den Tag jedoch zu einem internationalen Ereignis machen wollen, dann ist es im Januar auf der halben Welt viel zu kalt.

Der erste Weltlachtag

Der 11. Januar 1998 ging in die Geschichte ein, als mehr als 10 000 Lachclub-Mitglieder aus ganz Indien und einige geladene Gäste aus anderen Ländern sich auf der Pferderennbahn von Mahalaxmi in Mumbai versammelten und gemeinsam lachten, um der gesamten Welt mitzuteilen, daß das Lachen ernst zu nehmen ist. Die begeisterte Beteiligung vieler tausend Mitglieder hat bewiesen, daß diese Lachclubs kein Scherz sind. Das Gelände, das normalerweise vom Lärm galoppierender Pferde, vom Stöhnen vieler Verlierer und vom Gelächter einiger Gewinner erfüllt ist, war – vielleicht zum ersten Mal – vom Widerhall glücklichen Lachens erfüllt.

Um an den Feierlichkeiten teilzunehmen, kamen die Mitglieder verschiedener Clubs zusammen mit ihren Lieben und Verwandten um 7.00 Uhr morgens in ungefähr einhundert Bussen in Worli Seaface an, das an der unendlichen Weite des Arabischen Meeres gelegen ist. Alle Teilnehmer trugen weiße Kleidung und Kappen, auf denen das Logo des Lachclubs zu sehen war, und schwenkten farbenfrohe Banner. Sie schäumten vor Energie, und alle trugen ein Lächeln im Gesicht. Auf Plakaten war zu lesen: „Weltfrieden durch Lachen", „Tritt einem Lachclub bei, es ist kostenlos", „Ich bin ein Lachclub-Mitglied" und so weiter. Ein vier Kilometer langer „Friedensmarsch" wurde von Ho-Ho-Ha-Ha-Gesängen und häufigem, spontanem Gruppenlachen begleitet. Es schien, als könnten sie keinen Augenblick länger warten, um der Welt die Botschaft zu überbringen, daß das Lachen den Geist der Menschen erhöht, ihre Stimmung hebt, ihre Gesundheit verbessert, ihr Wohlbefinden steigert, sie einander näher bringt und sie vereint. Daher könnte Lachen auch Nationen einen und den Weltfrieden herbeiführen. Presse, Fernsehen und andere Medien hatten die Bedeutung dieses Anlasses erkannt und waren in großer Zahl anwesend.

Neben den internationalen Medienagenturen wie Reuters, ANI und AFP war auch ein vollständiges Fernsehteam aus der Republik Korea speziell angereist, um über die Feierlichkeiten zu berichten. Der Generalkonsul von Korea beehrte die Veranstaltung als Ehrengast. Als die Prozession den Eingang der Rennbahn erreichte, wurden die Mitglieder mit dem Schlag traditioneller Trommeln begrüßt, und alle tanzten zum Rhythmus des bekannten *Bhangra*-Tanzes aus dem Punjab. Da die meisten Teilnehmer weiße Kleidung trugen, sah die Prozession durch das Stadion bis hinauf zur zentralen Bühne aus wie der sich windende Lauf eines milchfarbenen Flusses. Mit Ausnahme der Stühle auf der Bühne gab es keine Sitzgelegenheiten, aber die Teilnehmer, das muß zu ihrer Ehre gesagt werden, ließen sich gut gelaunt auf dem Erdboden nieder. Aus der Ferne sahen sie aus wie ein Meer begeisterter Gesichter, auf denen der Widerschein eines Lächelns zu sehen war, das ihrer Stimmung entsprach.

Das zweite „Mega-Event"

Der zweite Weltlachtag begann gut gelaunt am 10. Januar 1999 um 7.30 Uhr im Shivaji Park im Herzen von Mumbai. Auch diesmal versammelten sich mehr als 10 000 Mitglieder aus dem ganzen Land an einem der kältesten Sonntage des Jahres. Es fand ein zwei Kilometer langer Friedensmarsch statt, begleitet von Tänzen, dem Schlag vieler

Trommeln, dem Rufen von Slogans und wiederholtem Gelächter der einzelnen Gruppen. Mehrere hundert Schulkinder in ihren Uniformen nahmen ebenfalls am Friedensmarsch teil. Wir hoffen, den nächsten Weltlachtag außerhalb Indiens feiern zu können, um den Beginn des nächsten Jahrtausends mit einem Lachen zu begrüßen.

Die große Lachsitzung in Kopenhagen, Dänemark

Im Januar 2000 wurde ein weiteres Kapitel in der Geschichte der Lachbewegung geschrieben, als mehr als 10 000 Menschen sich auf dem Rathausplatz von Kopenhagen versammelten. Diese vielen Menschen hatten sich unter Leitung von Jan Thygesen Poulsen zusammengefunden, um gemeinsam für den Weltfrieden zu beten und zu lachen. Im nächsten Jahr, im Mai 2001, hatte ich Gelegenheit, an gleicher Stelle selbst an den Feierlichkeiten zum Weltlachtag teilzunehmen. Es war eine Rekordversammlung, die in die europäische Ausgabe des Guinness-Buchs der Rekorde Eingang fand.

Der Ruf nach einer vereinten Welt

Durch die Lachclub-Bewegung möchten wir die ganze Welt daran erinnern, daß die Menschen die einzige Spezies sind, die der Allmächtige mit dem Geschenk des Lachens gesegnet hat. In der heutigen Zeit haben wir das Lachen vergessen, und es besteht die dringende Notwendigkeit, daß wir es ernst nehmen. Das Lachen ist eine universelle Sprache, die das Potential hat, die Menschheit ohne die Zugehörigkeit zu einer bestimmten Religion zu vereinen. Das Lachen ist ein neuer Ausdruck von Spiritualität, die ein gemeinsames Bindeglied zwischen verschiedenen Religionen herstellen und eine neue Weltordnung erschaffen kann. Die Vorstellung erscheint übermäßig ehrgeizig, aber das sind die Schwingungen, die ich vom Schöpfer erhalte. Ja! Es ist das Lachen, und nur das Lachen, das die Welt vereinen kann.

Warum nicht auch bei den Olympischen Spielen lachen?

Anläßlich des zweiten Weltlachtages haben wir sehr stark dafür plädiert, während der Olympischen Spiele einen „Lachwettbewerb“ einzuführen. Der Eröffnungstag sollte sogar mit einer Lachsitzung beginnen, an der Athleten aus der ganzen Welt und auch die Zuschauer teilnehmen sollten.

Ich bin bereit, es ihnen beizubringen. Hört jemand zu? Die Idee eines Lachwettbewerbs bei den Olympischen Spielen wurde 1995 von einem indischen Jungen geprägt. Kurz vor den Olympischen Spielen in Atlanta gehörte Nirmal John aus Indien zu einem der drei Kinder, die sich für die „Visa Olympics of the Imagination“[8] qualifizieren konnten. In diesem Wettbewerb wurden Kinder im Alter zwischen 11 und 13 Jahren darum gebeten, ihre eigene Vision von einer neuen olympischen Sportart zu kreieren und zu beschreiben, wie ihre neue Sportart Weltfrieden und Einheit fördern würde. Der junge Inder schlug vor, daß man einen Lachwettbewerb in die Olympischen Spiele einführen solle, da er mit Sicherheit dem Weltfrieden dienlich wäre.

Ein Lachwettbewerb würde die Spannungen zwischen den Nationen abbauen und einen Beitrag zu immerwährendem Frieden leisten. Nirmal Johns Kunstwerk zeigte fünf Personen verschiedener Rassen (die die fünf Kontinente darstellen sollten), darunter auch eine Frau, die an einem Lachwettbewerb teilnahmen.

Der Laughter Club International ist eine nicht religiöse, nicht kirchliche und nicht kommerzielle Organisation. Wir haben uns verpflichtet, die Botschaft von Gesundheit, Freundschaft und Kameradschaft in der ganzen Welt zu verbreiten. Zu unseren Zukunftsplänen gehört die Einführung des Lachens an Arbeitsplätzen, an Schulen und Universitäten, bei Sportwettbewerben, in Altersheimen, Frauenhäusern, Gefängnissen, Waisenhäusern und Blindenheimen, auf Schiffen und bei der Polizei, der Armee, der Flotte und der Luftwaffe. Der Weltlachtag 1999 wurde auch in Deutschland gefeiert, wo viele hundert Mitglieder an

---

8 Die „Visa Olympics of the Imagination“ sind ein olympisches Künstlerprogramm für Kinder. Es bietet jungen Künstlern die Gelegenheit, als Gäste des Kreditkarten-Unternehmens „Visa International“ (einer der olympischen Top-Sponsoren) zu den Olympischen Spielen zu reisen.

einem Gruppenlachen teilnahmen, das von Heinz Tobler geleitet wurde, den ich persönlich während seines Besuches in Mumbai im Jahr zuvor geschult hatte. Auch Steve Wilson, Amerikas Experte für Freude und Glück, führte in Columbus (Ohio, U.S.A.) zur Feier des Tages eine Lachsitzung mit 150 Teilnehmern durch.

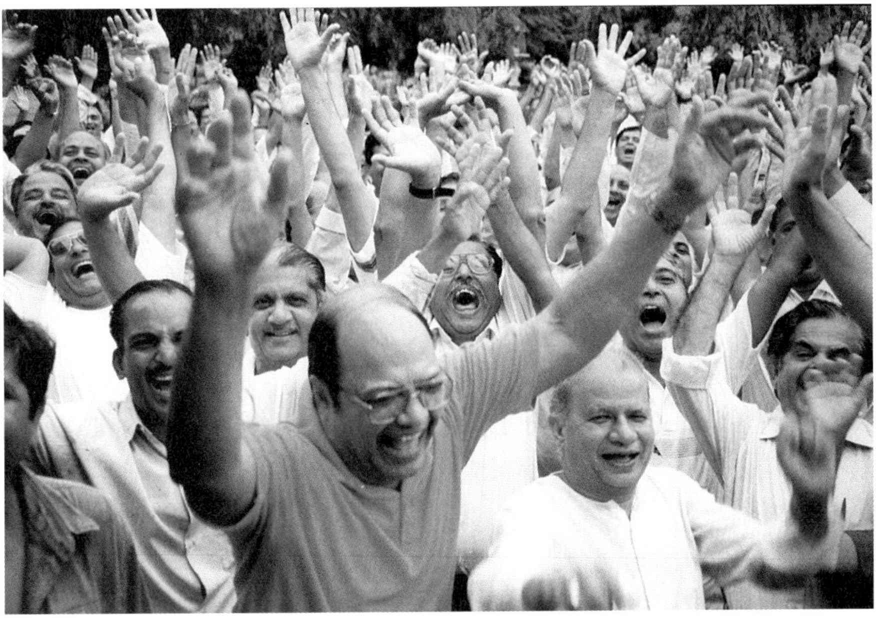

24. Kapitel
Forschung in der Lachtherapie

Das Lachen ist so alt wie die Menschheit selbst, und seine Segnungen werden seit Jahrhunderten empfunden. Jeder versteht, daß Lachen segensreich und entspannend ist. Aber erst vor kurzem wurde das Lachen auf eine wissenschaftliche Grundlage gestellt. Dieses Kapitel analysiert die wissenschaftlichen Prinzipien des medizinischen Nutzens der Lachtherapie auf der Basis von Forschungsarbeiten, die viele Wissenschaftler auf der ganzen Welt durchgeführt haben, und aufgrund der klinischen Daten, die von den Lachclubs in ganz Indien gesammelt wurden.

Unsere Art zu lachen

Unsere Art zu lachen unterscheidet sich von der Lachtherapie, wie sie in der westlichen Welt praktiziert wird. Dort gibt es Lachkliniken, in denen man die einzelnen Patienten zum Lachen bringt, indem man ihnen Witze erzählt oder lustige Videos zeigt. Unser Lachen ist ein unprovoziertes, spontanes Gruppenlachen, das als eine präventive Gesundheitsmaßnahme von gesunden Menschen praktiziert wird.

Lachen als stimulierender Streß oder als Meister des Stresses

Hans Selye hat das Lachen als eine Form von stimulierendem Streß (Eustreß) beschrieben. Das bedeutet, daß es eine positive, das Leben bereichernde Form von Streß ist. Das Lachen besitzt einen eingebauten

Ausgleichsmechanismus, der durch die Freisetzung von Adrenalin und Noradrenalin die zweistufige Aktion von Stimulation und Entspannung fördert. Es ruft ein Gefühl des Wohlbefindens hervor, indem es von den kleineren Anspannungen und Belastungen des alltäglichen Lebens befreit. Lachen mindert Ängstlichkeit, Spannung und Depression. Dadurch trägt es zur Linderung vieler ernster Krankheiten wie Bluthochdruck, Herzleiden und Diabetes bei, bei denen Angst und Anspannung auslösende Faktoren sein können. Kay Herth (*American Journal of Nursing*, 1984) hat eine Senkung von hohem Blutdruck durch die Teilnahme an einer Lachtherapie dokumentiert. Durch eine Linderung von hohem Blutdruck, Herzleiden, Diabetes, Ängstlichkeit und Schlaflosigkeit haben viele unserer Mitglieder die Früchte der segensreichen Wirkungen des Lachens bereits geerntet.

Lachen und Heilung

Gemeinsam mit Adrenalin und Noradrenalin setzt das Lachen Katecholamine frei. Das fördert den Blutfluß, verringert die Gefahr von Entzündungen, beschleunigt den Heilungsprozeß und erhöht den Gesamterregungszustand des Körpers. Daher trägt es auch zur Linderung von Arthritis, Spondylitis, Myofaszitis und ähnlichen entzündlichen Krankheiten bei.

Lachen als schmerzstillendes Mittel

Lachen setzt zwei Neuropeptide frei, nämlich Endorphin und Enkephalin. Hierbei handelt es sich um Opiate, die natürlichen schmerzunterdrückenden Mittel des Körpers. Da Lachen Muskelspannung abbaut und das sympathische Nervensystem beruhigt, hilft es, Schmerzen zu kontrollieren, wie dies auch bei erhöhter Durchblutung der Fall ist. Deshalb bietet Lachen vielfältige Möglichkeiten zur Linderung von Schmerzen bei Arthritis, Spondylitis und ähnlichen Leiden. In dem berühmten Artikel von Norman Cousins (*New England Journal of Medicine*, Dezember 1976), in dem er dokumentiert, daß in seinem persönlichen Fall (er litt an schwerer ankylotischer Spondylitis) zehn Minuten Lachen einer schmerzstillenden Wirkung von zwei Stunden entsprach, ist dies sehr treffend dargestellt. Cogan et al. (*Journal of Behavioural Medicine,* 1987) zeigten durch klinische Experimente, daß der Schwellenwert für ein Gefühl des Unwohlseins ansteigt, wenn man kurze Zeit vorher gelacht hat. Einige (21 %) unserer Mitglieder, die an schmerzhaften orthopädischen Erkrankungen leiden, haben durch das Lachen eine Linderung ihrer Schmerzen erfahren.

Lachen und Widerstandskraft

Lee S. Berk (*Clinical Research*, 1989) hatte herausgefunden, daß Lachen einige streßabhängige Hormone verringern und die Aktivität natürlicher Killerzellen verändern kann, was zu einer Immunmodulation führt. Labott unterstützt die Feststellungen Berks (*Journal of Behavioural Medicine*, 1990) und schließt daraus, daß Lachen das Immunsystem stärkt. In einer Studie der kanadischen Universität Waterloo (*Well Being Journal*) wurde dokumentiert, daß durch Lachen die Menge der Immunglobuline IgA und IgG ansteigt. Norman Cousins (Prevention, März 1988) stellte außerdem fest, daß Lachen als Abwehrkraft gegen Krankheiten fungiert.

Weil es die körperliche Abwehrkraft stärkt, kann Lachen daher eine ganze Reihe chronischer Krankheiten entschärfen. Dazu gehören unter anderem Bronchitis, normale Erkältung, rheumatische Arthritis und Allergien. Die Verbesserung der Immunität kann eventuell auch eine ergänzende Maßnahme bei Aids sein. Einige unserer Mitglieder (12,9 %) stellten fest, daß sich durch das Lachen chronische Krankheiten wie Bronchitis und Erkältungen gebessert hatten.

Krebs und Lachen

In einem Experiment von Berk und Tan (1996), in dem es um den Zusammenhang zwischen Lachen und Immunsystem ging, bat man einige gesunde, fastende Männer, die freiwillig an dem Experiment teilnahmen, darum, sich eine Stunde lang ein lustiges Video anzusehen. Man entnahm ihnen vor, während und nach der Vorführung Blut, um ihren Interferon-Gamma-Wert zu ermitteln. Die Ergebnisse waren signifikant: Sie zeigten eine gesteigerte Aktivität des IFN nach der Vorführung des Films und auch noch am darauffolgenden Tag. IFN aktiviert die CT-Zellen, B-Zellen, Immunglobuline und natürlichen Killerzellen.

Dies könnte einen sehr wichtigen Beitrag zur Krebsforschung leisten, denn das Lachen bekämpft auch Tumorzellen. Die Fähigkeit des Lachens, Schmerzen zu stillen und Tumorzellen zu bekämpfen, haben der Krebsforschung ein aufregendes neues Feld eröffnet. Teile der Forschung von Carl Simonton und Stephanie Matthews-Simonton (1978) führen uns zu der Überzeugung, daß der emotionale Zustand eines Menschen tatsächlich die Wahrscheinlichkeit beeinflußt, mit der dieser Mensch an Krebs erkrankt oder ihn überwindet.

In unseren Lachclubs gibt es viele Krebspatienten, die ein wesentlich gesünderes Leben führen, weil sie eine positive Einstellung gegenüber dem Leben haben. Das läßt uns glauben, daß Lachen als eine präventive Maßnahme gegen Krebs eingesetzt werden kann.

Lachen als Aerobic-Übung

Dr. W. Fry sagt, daß Lachen eine gute Aerobic-Übung ist. Er sagt, daß 100mal Lachen am Tag ungefähr 10 Minuten Rudern oder Joggen entspricht. Lloyd (Journal of General Psychology, 1938) zeigte, daß Lachen eine Kombination aus tiefem Einatmen und vollständigem Ausatmen ist, das zu ausgezeichnetem Luftwechsel, wunderbarer Ruhe und tiefer Entspannung führt. Daher erhöht das Lachen die Lungenkapazität und die Versorgung mit Sauerstoff. Wir haben die Lungenkapazität unserer Mitglieder mit einem Spirometer gemessen (maximaler Durchflußwert). Bei 13 % lag der maximale Durchflußwert niedriger als normal (< 300 l/min), bei 67 % war er normal (300–500 l/min) und bei 20 % war er hoch (> 500 l/min). Dies wäre von Vorteil für Patienten, die an Lungenkrankheiten wie Bronchitis, Bronchialasthma oder Bronchiektasie leiden. Einige (7,8 %) unserer Mitglieder mit diesen Lungenkrankheiten haben eine Besserung erfahren.

Lachen – ein ganzheitlicher Ansatz

Lachen hat positive ganzheitliche Auswirkungen auf normale, gesunde Menschen. Dazu gehören verbesserte Konzentrationsfähigkeit, bessere Leistungen bei Prüfungen (Sobina White, 1987), eine verbesserte Kondition bei Sportlern und bessere Leistungen bei Schauspielern und Sängern. Lachen steigert das Selbstvertrauen, verbessert zwischenmenschliche Beziehungen und ist außerdem eine einfache Form der Meditation. Die große Mehrheit unserer Mitglieder, die normale, gesunde Menschen sind, haben alle diese Vorteile anschaulich unter Beweis gestellt.

Forschung bei schizophrenen Patienten

Gelkopt, Kreitler und Sigal (1995) haben die Wirkung untersucht, die Humor auf schizophrene Patienten hat, die sich in stationärer Behandlung befinden. Es gab keine negativen Befunde (meist gar keine Veränderung), aber einige positive Resultate.

34 schizophrenen Patienten zeigte man innerhalb eines Monats 70 Videofilme. Die Kontrollgruppe schaute sich humorvolle Videofilme an. Ihr aggressives Verhalten veränderte sich signifikant. Man beobachtete, daß sie weniger verbale Feindseligkeiten und psychiatrische Symptome wie Depressionen und Angst zeigten. Die Ergebnisse hatten jedoch keine große Bedeutung, da schizophrene Patienten unter Umständen nicht fähig sind, Humor zu erkennen.

Forschungsumfrage in Indien

In Indien wird Lachen als therapeutische Übung eingesetzt, wodurch das Interesse der Forschung allmählich zugenommen und sich auf diesen Aspekt konzentriert hat. Einige Forschungsumfragen wurden von Sheetal Agarwal durchgeführt. Sie heben die wahrgenommenen therapeutischen Auswirkungen der Lachtherapie hervor.

Durch zahlreiche Beschränkungen sind besser entwickelte Forschungsmethoden – wie die experimentelle Forschung – nicht zur

Anwendung gekommen. Es ist jedoch ein angemessener Trost, daß wir immer mehr wissenschaftliche Beweise dafür sammeln, daß das Lachen eine wirksame Therapieform ist. Hier sind einige der physiologischen Parameter der Forschungsumfrage.

Parameter in Prozent	**der Befragten**	**die eine Verbesserung wahrnehmen**
Regelmäßige Spaziergänger	7,56	86,25
Diabetes	13,4	9
Blutdruck	31,7	14,2
Herzleiden	7,3	33,3
Schlafqualität	57,3	65,8

Es ist wichtig festzustellen, daß ein großer Prozentsatz der Menschen mit einem Herzleiden eine Besserung feststellte, nachdem sie einem Lachclub beigetreten waren. Besonders die Brustschmerzen ließen nach.

Psychologische Maßnahmen	**in Prozent**
Bessere Bewältigung von Angst und Gefühlen der Depression	19,5
Bessere Bewältigung von Streß	69,5
Gestiegene gesellschaftliche Interaktion	74,39
Erkennbare Veränderung in Stimmung und Einstellung	79,6

Bei den psychologischen Maßnahmen deuten die verfügbaren Daten auf eine vergleichbar größere wahrgenommene Wirkung hin. Dies zeigt sich besonders deutlich bei Teilnehmern an der Lachtherapie, die für sich festgestellt haben, daß sie besser mit Streß umgehen können. Obwohl weitere Studien erforderlich sind, um herauszufinden, welche Auswirkung die Lachtherapie auf den Einschätzungsprozeß des Einzelnen im Hinblick auf stressige Situationen hat, so befähigt die Lachtherapie ihn in gewisser Weise doch, wirkungsvoller mit Streß umzugehen. Außerdem wird es auch interessant sein zu erforschen, bei welchen Arten von Streß die Lachtherapie die größte Wirkung zeigt.

Die Ergebnisse deuten auch auf einen Anstieg der sozialen Interaktionen der Teilnehmer hin. Dies trägt auf mehr als eine Weise zum psychologischen Wohlbefinden des Einzelnen bei.

Die Teilnehmer der Lachtherapie stellen außerdem eine erkennbare Veränderung in ihrer Stimmung und ihrer allgemeinen Einstellung fest. Viele von ihnen stellen fest, daß sie die Zukunftsaussichten positiver beurteilen. In der Umfrage wird dies in dem hohen Prozentsatz von 79,6 % erkennbar.

98,7 % der Teilnehmer sehen die Form der Lachtherapie als adäquat an, was Zeit und Struktur der Übungen betrifft.

Obwohl noch wesentlich besser strukturierte Forschungsverfahren eingesetzt werden müssen, um die Wirkungen der Lachtherapie zu beurteilen, so läßt sich daraus doch schließen, daß diese Studie ein Sprungbrett für die Entwirrung der grundlegenden Wirkungen ist, wie sie von den Patienten wahrgenommen werden.

Die klinische Analyse von 516 Lachclub-Mitgliedern aus ganz Indien

Diese Studie wurde von Dr. Siddhartha D. Khandwala durchgeführt, der Moderator des Priyadarshani Lachclubs in Mumbai ist. Die meisten Mitglieder (71,7 %) waren männlich und in der Altersgruppe zwischen 50 und 70 Jahren (63,5 %). Sie waren entweder im Ruhestand oder Hausfrau (40,2 %), da ältere Bürger ein stärkeres Interesse an solchen Aktivitäten haben. Fast 10 % waren jedoch jüngere Menschen. Es ist notwendig, junge Menschen, Schüler und auch Frauen als Zielgruppen ins Auge zu fassen.

Diese Bewegung hat erst kürzlich begonnen, und trotzdem nehmen fast 40 % ihrer Mitglieder schon seit mehr als einem Jahr daran teil. Es ist äußerst ermutigend, daß 93,8 % der Mitglieder regelmäßig an den Sitzungen teilnehmen, was auf die Beliebtheit der Lachclubs hindeutet.

Wie man in dieser Altersgruppe erwarten sollte, leidet die Mehrheit (59,3 %) der Mitglieder an einer Krankheit. Es ist jedoch überraschend, daß ein so einfaches Mittel wie eine Lachtherapie bei 83,6 % der Teilnehmer zu einer Verbesserung der Krankheit geführt hat. Bei 56,1 %

war die Verbesserung leicht bis deutlich. Es war ermutigend festzustellen, daß 44 % weniger Medikamente benötigten und daß die Krankheit sich in keinem einzigen Fall verschlimmert hatte.

Die ganzheitlichen Vorteile der Lachtherapie sind gut dokumentiert und haben sich positiv auf den allgemeinen körperlichen und auch geistigen Gesundheitszustand der Mitglieder ausgewirkt. Bei der Mehrheit (82,6 %) der Teilnehmer hat die Lachtherapie zu einer besseren Einstellung gegenüber den Mitgliedern ihrer Familie geführt, was wiederum zu einem harmonischeren Familienleben beigetragen hat. 71,7 % berichteten von einem besseren Verhältnis zu ihren Kollegen. Das Selbstvertrauen stieg bei 85,7 %, und 66,7 % berichteten von einer verbesserten Konzentrationsfähigkeit.

Fast alle (99,6 %) sagten aus, daß sie die Lachsitzungen gern fortsetzen und diese auch gern anderen Menschen empfehlen würden.

Viele Mitglieder berichteten von einer Reihe zusätzlicher, greifbarer Vorteile. Dazu gehören: ein Gefühl von Energie und Frische (31,1 %), ein besserer Ausblick auf das Leben (11,2 %), verbessertes Sozialverhalten und bessere gesellschaftliche Kontakte (8,5 %), eine bessere Kondition (3,9 %), mehr Appetit und eine bessere Verdauung (3 %). All diese kleinen Vorteile tragen ebenfalls zu einer Verbesserung der Lebensqualität bei.

Schlußfolgerung

Lachen hat also eine ganze Reihe medizinischer, gesellschaftlicher und ganzheitlicher Vorteile, die wesentlich zu einer Verbesserung der Lebensqualität beitragen können. Lachen kann zur Linderung einer ganzen Reihe von teilweise äußerst ernsten Krankheiten beitragen. Lachen ist der Meister des Stresses und hilft, Angst und Spannung abzubauen, die Auslöser vieler Krankheiten sind. Tägliches Lachen kann den Arzt fernhalten, ohne daß es etwas kostet.

25. Kapitel
Lachclubs in der Kritik

Seit ich den ersten Lachclub gegründet habe, hat es dank der Medien auf der ganzen Welt immer wieder positive Berichte über die Neuheit des Konzepts gegeben. Eine ganze Weile gab es nicht einen einzigen Journalisten, der es kritisiert hat. Erst einige Zeit später erschienen in den Zeitungen die ersten kritischen Kommentare. Zu Beginn hörte ich jedoch ein paar Kommentare von Zuschauern, wie: „Lachen ist etwas Natürliches, wie kann man es erzwingen?“ Sogar einige neue Mitglieder waren anfangs skeptisch, was die Qualität des Lachens anging, aber nachdem sie einige Erfahrungen gesammelt hatten, änderten sie ihre Einstellung und sagten: „Oh! Es ist entspannend. Ich hätte nie gedacht, daß es so gut ist.“

Es stimmt auch, daß die Mehrheit der Menschen, die in die Parks kommen, um dort spazierenzugehen, sich den Lachclubs nicht anschließen. Die Gründe dafür können vielfältig sein. Vielleicht sind es ihre Hemmungen, der häufigste Hinderungsgrund. Außerdem wissen sie vielleicht nicht, daß viele der Segnungen, die das Lachen für sich in Anspruch nimmt, sich durch wissenschaftliche Forschung als zutreffend erwiesen haben.

Einige sind der Meinung, daß dieser Club nur für jene gedacht ist, die gar nicht lachen. Sie glauben, daß sie selbst während des Tages genug lachen, und daß sie es deshalb nicht nötig haben, sich dem Club anzuschließen. Sie finden das Konzept zwar lustig, sind aber der Meinung, daß sie bessere Dinge zu tun haben.

Positive Kritik

Es gab eine Reihe von Leuten, die, nachdem sie ein paar Lachclubs gesehen oder etwas darüber in Zeitschriften und Zeitungen gelesen hatten, auf eigene Faust mit dem Lachen begannen und sich nicht an die vom Laughter Club International erarbeiteten Standardtechniken hielten. Das Ergebnis war, daß diejenigen, die an solchen Gruppen teilnahmen, die Übungen als monoton und langweilig empfanden. Das änderte sich erst, als sie einem ordnungsgemäß gegründeten Lachclub beitraten.

Ungefähr Mitte 1996 nahm ein erfahrener Chirurg zufälligerweise an einer der Sitzungen in einem Vorort von Mumbai teil. Er stellte fest, daß viele Leute in ihrer Begeisterung während des Lachens zuviel Kraft aufwendeten. Er war offensichtlich der Meinung, daß dies nicht der richtige Weg sei und daß ein solcher Anstieg des Drucks in der Bauchhöhle zu einer Hernie führen könne. Außerdem hatte er auch Einwände dagegen, mit geschlossenem Mund zu lachen. Er war der Meinung, daß dadurch eine Infektion aus der Kehle ins Mittelohr gedrückt werden könne. Technisch betrachtet, hat er sicherlich recht, aber wir haben bisher noch nicht einen einzigen Fall gehabt, in dem ein solches Problem aufgetreten wäre. Ich habe regelmäßig darauf hingewiesen, wie wichtig es ist, eine übermäßige Belastung zu vermeiden, weil diese schädlich sein und dem Lachen auch seine Spontaneität nehmen kann. Offensichtlich hat bei einigen aber die übermäßige Begeisterung die Oberhand gewonnen. Die kritische Beurteilung des Chirurgen erschien in einer bekannten Abendzeitung und hatte ausschließlich positive Auswirkungen, denn viele derer, die es lasen, korrigierten daraufhin ihre Technik.

Ich bin ein geborener Optimist und denke auch weiterhin, daß Menschen, die dich kritisieren, deine wahren Freunde sind und dir dabei helfen, deine Schwachpunkte zu verbessern. Der erste kritische Artikel erschien in der Bombay Times im April 1997 und war von einer Journalistin geschrieben, die zufälligerweise in der Nähe eines Lachclubs wohnte, wo einige ältere Bürger jeden Morgen am Strand lachten, nachdem sie ein paar religiöse Lieder gesungen hatten. Als sie zum ersten Mal die Geräusche des Lachens hörte, fand sie wohl, daß sie am frühen Morgen sehr störend seien. Dadurch fühlte sie sich veranlaßt, ihren kritischen Kommentar zu schreiben, der ausschließlich auf den Beobachtungen beruhte, die sie vom Balkon aus gemacht hatte. Ich wünschte, sie hätte es erst getan, nachdem sie an ein paar Lachsitzungen teilgenommen hatte. Ich hatte einmal einen Journalisten, der tatsächlich viele tausend Meilen gereist war, um an einer Lachclub-Sitzung teilzunehmen und dann darüber zu schreiben.

Dies war jedoch, so glaube ich, die erste Journalistin, die einen Artikel schrieb, ohne zuvor eine Erfahrung mit einer Lachsitzung gemacht zu haben, obwohl das für sie überhaupt kein Problem gewesen wäre. Sie sagte, daß sie der Meinung sei, man müsse einen Grund haben, um zu lachen, und Lachen könne nur dann wirklich nutzbringend sein. Sie glaubte, daß Lachen keine Ware sei, die man üben und perfektionieren könne, und sie fügte hinzu, man käme sich durch vorgetäuschtes und erzwungenes Lachen albern vor, und es sei eine schmerzhafte Prozedur. Sie dachte, die Welt sei verrückt geworden: erst synthetische Tränen, dann künstliche Organe, und jetzt sollte auch eine natürliche Emotion wie das Lachen künstlich hervorgerufen werden. Ich zog es vor, ihr keine Erklärung anzubieten, denn ich hatte das Gefühl, daß der Artikel mehr auf ihren schriftstellerischen Fähigkeiten beruhte als auf tatsächlicher Erfahrung.

Ich wünschte, sie hätte ein paar Lachclubs besucht, ehe sie in diesem Artikel ihre Kritik zum Ausdruck brachte. Ich wünschte, sie hätte sehen können, wie die Teilnehmer zwischen den verschiedenen Lachtechniken das tiefe Atmen üben. Ich wünschte, sie hätte ein paar Patienten treffen können, die unter Depressionen litten, durch das Lachen die Dosis ihrer Medikamente reduzieren konnten und so wieder ein wenig fröhlicher geworden waren.

Ich wünschte, sie hätte sehen können, wie alle sich wie eine große Familie versammelten und Freude und Kummer miteinander teilten. Sie hätte zumindest einmal an einer Geburtstagsfeier in einem Lachclub teilnehmen oder bei Spielen zuschauen und sehen können, wie der Geist des Lachens aus dem Wesen der Mitglieder herausfloß, statt daß sie nur gelegentlich einmal lachen, wenn sie sich eine Komödie anschauen.

Auf ähnliche Weise betrachtete ein andere sogenannter „Liebhaber des Lachens“ die Lachclubs als „den Tod des Lachens“, wie er sie in seinem Artikel beschrieb. Er bezeichnete die Lachclub-Mitglieder als „müde, mittelalterliche Zyniker, städtische Hyänen eines Betondschungels, die ohne Witze lachen“. Ihm zufolge war dies ein künstliches und synthetisches Lachen – so, als hätte man einen Orgasmus ohne Sex, Sex ohne Liebe und so fort. Zweifellos hat jeder das Recht, seine Ansichten zum Ausdruck zu bringen, auch wenn sie kritisch sind. Ich bin jedoch sicher, daß jene, die das tun, mir zustimmen werden, wenn ich sage, daß Kritik konstruktiver ist, wenn man sich zuvor besser über das informiert, was man kritisieren will.

Die medizinische Gemeinschaft

Zu Beginn gab es aus der medizinischen Gemeinschaft harsche Reaktionen. Den Ärzten schien es im Hinblick auf das Lachkonzept allgemein nicht ganz wohl zu sein. Obwohl sie nicht abstritten, daß eine positive Einstellung wünschenswert ist, konnten sie sich nicht dazu durchringen, diese neue Form der Therapie zu unterstützen. In der Anfangszeit der Lachclubs wurde ich zu einem Gespräch bei der *Indian Medical Association* (Medizinische Kammer Indiens) eingeladen, aber ich muß zugeben, daß ich keine große Wirkung erzielen konnte.

Eines schönen Tages erhielt ich ein Rundschreiben von einer medizinischen Kammer in einem Vorort von Mumbai. In diesem Rundschreiben ging es um das monatlich stattfindende Treffen, das eine interessante Tagesordnung hatte:

1. Wie bringt man Spaß und Glück ins Leben?
2. Welche Möglichkeit gibt es, die Lachclubs zu verbieten?

Der Grund, warum man die Lachclubs verbieten wollte, war, daß sie Tuberkulose verbreiteten. Ihr Gedanke war durchaus richtig. In der Tat ist Tuberkulose in Indien weit verbreitet, und in Fällen von offener Tuberkulose können Tuberkulosebazillen verbreitet werden. Was sie jedoch übersahen, war, daß die Lachclubs gut organisiert sind und von medizinischen Experten überwacht werden und daß die Mitglieder zu einer Gruppe gesundheitsbewußter Menschen gehören, die Ärzte, Ingenieure, Geschäftsleute oder Wirtschaftsprüfer sind. Dieser Zwischenfall bewirkte jedoch, daß wir aufmerksamer jeden überprüften, der länger als sieben Tage an einem hartnäckigen Husten litt. Aber dank der Gnade Gottes wurde bei den mehr als 20 000 Lachclub-Mitgliedern im ganzen Land nicht ein einziger Fall von Tuberkulose festgestellt. Statt dessen haben sie ihre Widerstandskraft gestärkt und leiden seltener an Husten und Erkältungen als je zuvor. Außerdem haben wir Mitglieder, die an einer schweren Erkältung leiden, angewiesen, in den ersten Tagen nicht an den Lachsitzungen teilzunehmen.

Ich darf außerdem noch erwähnen, daß sich die Position im Laufe der Zeit geändert hat, und daß es nun mehr Mediziner gibt, die Mitglied in einem Lachclub sind. Offensichtlich ist die anfänglich Skepsis nun doch der Überzeugung gewichen, daß die Lachclubs segensreich sind.

Nachwort: Lachclubs in Deutschland

Heinz Tobler, ein junger Mann aus Wiesbaden, kam im März 1998 nach Bombay, um etwas über die Lachclubs zu erfahren. Er besuchte verschiedene Clubs im Mumbai und erlernte einige der Lach-Yoga-Übungen. Er berichtete, daß in Deutschland viele Menschen durch die Medien von den indischen Lachclubs erfahren hatten. Im Oktober 1998 demonstrierte er einige der Lach-Yoga-Techniken auf einem Humorkongreß in Basel. Während der Konferenz zeigte er auch Fotos verschiedener Aktivitäten der Lachclubs.

Ich wurde eingeladen, auf dem nächsten Humorkongreß im Oktober 2000 in Basel zu sprechen und veranstatltete einen eintägigen Workshop über Lach-Yoga. An diesem Kongreß nahmen über 600 Menschen teil, die meisten aus der Schweiz und Deutschland, und das trug dazu bei, die Botschaft der Lachclubs in diesen Ländern bekannt zu machen.

Während der Tagung lernte ich den bekannten deutschen Psychologen Michael Titze kennen, der sich in seiner Arbeit bereits seit vielnen Jahren mit Lachen und Humor beschäftigte. Wir tauschten unsere Gedanken aus, und er unterstützt die Philosophie der Lachclubs.

Außerdem hatte ich Gelegenheit, Michael Burger kennenzulernen, einen Geschäftsmann und Philanthropen aus Wiesbaden. Seine Liebe und seine Leidenschaft für Lachen und Humor haben mich tief beeindruckt. Er lud mich nach Wiesbaden ein, um mit einer Gruppe von 30–35 Teilnehmern einen zweitägigen Workshop zum Thema Lachen zu veranstalten. Dieser fand in einer Kirche statt, die den Namen „Humorkirche“ trägt und dazu benutzt wird, Lachen und Humor zu fördern. In dieser Gruppe gab es eine dynamische Frau, Frau Steiner-Junker, die als Leiterin ausgebildet wurde und dann den Lachclub Wiesbaden gründete, den sie sehr erfolgreich leitet. Einige Teilnehmer des Workshaops in Wiesbaden gründeten weitere Lachclubs in Berlin, Frankfurt und anderen Städten.

Lachclubs in Hamburg

Robert Butt, ein junger, dynamischer Englischlehrer, kam nach Bombay, um eine ganz persönliche Ausbildung zu erhalten. Er gründete den Lachclub Hamburg und lud mich und meine Frau Madhuri 2001 und 2002 ein, um in Hamburg einen Lach-Workshop zu leiten. Seiner harten Arbeit ist es zu danken, daß in Hamburg ein Bewußtsein für das Lachen erwacht ist. Er gewann die Aufmerksamkeit der Medien, und es erschienen viele Berichte in Zeitungen und im Fernsehen. Zusätzlich zu seinen wöchentlichen Lachsitzungen hat er die „Dr. Kataria's School of Laughter Yoga" eingerichtet.

Ausbildungs- und Forschungsinstitut in Köln

Frau Brigitte Abels, die in Dänemark und Hamburg zur Leiterin ausgebildet wurde, hat beschlossen, ein Ausbildungs- und Forschungsinstitut für Lach-Yoga zu gründen. Das Institut hat sich zum Ziel gesetzt, eine qualitativ hochwertige Ausbildung zu entwickeln und Lach-Yoga in Firmen und Organisationen einzuführen.

Feierlichkeiten zum Weltlachtag in Deutschland

Im Mai 2001 wurde der Weltlachtag auf dem Alexanderplatz in Berlin gefeiert. Trotz schlechten Wetters kamen viele hundert Menschen zu den Feiern und beteten und lachten für den Weltfrieden. Der Weltlachtag findet immer am ersten Sonntag im Mai statt.

Verzeichnis deutschsprachiger und internationaler Lachclubs

Deutschland

Lachclub Wiesbaden
ZENTRUM DER LACHBEWEGUNG
Michael Berger
Gudula Steiner-Junker
Wandersmannstraße 39
65205 Wiesbaden-Erbenheim
E-Mail: g.steiner-junker@web.de
Tel.: 06 11-7 40 01
Fax: 06 11-71 14 06
und

KIRCHE DES HUMORS
E-Mail: buero@einfallsreich.net

Verband deutscher Lach-Yoga-Therapeuten e.V.
Dr. Kataria's School of Laughter Yoga
Brigitte Abels
Hohenstaufenring 30–32, 50674 Köln
Tel.: 02 21-91 64 71 28
Fax: 02 21-91 64 71 23
E-Mail: brigitte.abels@web.de
Website: www.hoho-haha.de

Lachclub Amorbach
c/o Ralf Drolshagen
Alte Schule, 63931 Preunschen
Tel. 0 93 73-3 15 4 63

Lachclub Baar (Ingolstadt)
Gertrud Künzel
Schubertstraße 2, D-85107 Baar
Tel. und Fax: 08 41-8 93 22 93

Lachclub Baden-Baden
Hans Kovacs
Fremersbergstraße 14,
D-76530 Baden Baden

Lachclub Bad Berleburg
Renate und Günter Scholz
Ederhöhe 9, D-57319 Bad Berleburg
Tel.: 0 27 55-96 80 25

Lachclub Bad Honnef
c/o Sieglinde Mack
Karl Simrockstr.50, 53604 Bad Honnef
Tel. 0 22 24-7 16 79,
Fax 0 22 24-9 33 13 07

Lachclub Bad Mergentheim
c/o Andreas Brasch
Obere Lachgasse 3, 97959 Assamstadt
Tel. 0 62 94-42 97 46
c/o Winfried Kuhne
Kolpingstraße 18, 97980 Bad Mergentheim
Tel. 0 79 31-98 92,
Fax 0 79 31-98 92 20

Lachclub Bergisch Land
Jürgen Friker
Herkingrade 4, D-42477 Radevormwald

Lachclub Berlin 1
c/o Josefine Grimmer
Wetzlarer Str. 3, 14197 Berlin
Tel. 0 30-8 21 31 60
und
Juliane Westphal
Zehdenicker Straße 5, D-10119 Berlin

Lachclub Berlin 2
c/o Silvia Schickedanz
Peschkestr. 20, 12161 Berlin
Tel. 0 30-85 07 44 86, Fax 0 30-85 07 44 8
E-Mail **streitenundlachen@t-online.de**

Lachclub Bonn
c/o Martin Joerdens
Meckenheimer Allee 119, 53115 Bonn
Tel. 02 28-69 62 31, Fax 02 28-69 31 99

Lachclub Burgbrohl
Frau Karin Meiner
Herr Manfred Hammes
Herchenbergweg 6, D-56659 Burgbrohl
Tel.: 0 26 36-26 40

Lachclub Dortmund
c/o Sina Traube
Rückertstraße 30, 44147 Dortmund
Tel. 02 31-4 44 23 66
E-Mail **sinatraube@freenet.de**
Homepage **www.lachtraube.de**

Lachclub Dresden
c/o Volkhard Netz
Schulweg 3, 01326 Dresden
Tel. 03 51-26 16 60, Fax 03 51-2 61 66 13

Lachclub Duisburg
Hiltrud Sancak
Wupperstraße 10, D-47051 Duisburg

Lachclub Esslingen
c/o Ulrike Kohrs-Gerlach
Plochingerstrasse 91, 73730 Esslingen
Tel. 0711-312404 Fax 0711-312413

Lachclub Frankfurt
c/o Brigitte Kottwitz
Am Schwalbenschwanz 16, 60431 Frankfurt
Tel. 0 69-59 97 26
E-Mail **bkott33333@aol.com**
Homepage **www.saalbau.com/ LachClub/index.html**

Lachclub Fulda
c/o Peter Liedle und Susanna Koring
Magdeburgerstraße 53, 36037 Fulda
Tel. 06 61-24 16 66

Lachclub Hagen
Wilfried Kupke
Kurze Straße 17, D-58135 Hagen
Tel.: 0 23 31-46 29 83

Lachclub Halle
c/o Regina Witz
Schleiermacherstr. 14, 06114 Halle
Tel. 03 45-5 20 08 90

Lachclub Hamburg
c/o Robert Butt
Lornsenstr. 87, 22896 Schenefeld
Tel. 0 40-2 20 48 24, Fax 0 40-2 27 50 63
E-Mail **rwlb@compuserve.com**
c/o Silvia Maria Lingemann
Onckenstr. 11, 22607 Hamburg
Tel. 0 40-86 67 07 74
E-Mail **silvia.lingemann@t-online.de**

Lachclub Hildesheim
c/o Waltraud Czase
Michelsenstraße 4, 31137 Hildesheim
Tel./Fax 0 51 21-6 38 90
E-Mail **waltraudczase@gmx.de**

Lachclub Kaiserslautern
Heike Degen-Hientz
Marktstraße 37, D-67655 Kaiserslautern
Tel.: 06 31-6 77 27

Lachclub Kamp-Lintfort
Ruth Settelmeier
Blumenstraße 6, D-47475 Kamp-Lintfort
Tel.: 0 28 42-71 93 49

Lachclub Karlsruhe
Georg Schweizer
Amalienstraße 22, D-76133 Karlsruhe
Tel.: 07 21-21 38 32
Fax: 07 21-2 15 02

Lachclub Karlsruhe
Eva Luley
Oberfeldstraße 40, D-76149 Karlsruhe

Lachclub Kassel
Claus Enders
Bodelschwinghstraße 13, D-34119 Kassel
Tel.: 05 61-7 39 03 55
Fax: 05 61-1 77 05

Lachclub Kassel
c/o Reinhard Hoffmann
An der Kurhessenhalle 31, 34134 Kassel
Tel. 05 61-9 41 30 12
E-Mail **dr.reinhardhoffmann@ t-online.de**

Lachclub Köln
Siglinde Kallnbach
Postfach 30 07 43, D-50777 Köln
Tel.: 02 21-5 50 32 61
Fax: 02 21-5 50 93 72

Lachclub Köln
c/o Christiane Speit
Bachemer Str. 233, 50935 Köln
Tel. 02 21-9 43 51 76
E-Mail **christiane.speit@t-online.de**

Lachclub Krefeld
Hartmut Falkenberg
Im Heggelsfeld 60, D-47802 Krefeld
Tel. u. Fax: 0 21 51-56 26 11

Lachclub Leipzig
c/o Isolde Schlender
Margaritenweg 9, 04416 Markkleeberg
Tel. 03 41-3 58 73 14

Lachclub Lörrach
c/o Verena Aebischer
Markus Pflüger Str.13, 79539 Lörrach,
Tel. 00 41-61 64 1 22 41

Lachclub Mainz
Gudula Steiner-Junker
Eleonorenstraße 5,
D-65155 Mainz-Gonsenheim
Tel. und Fax: 0 61 31-4 20 16
E-Mail: **g.steiner-junker@web.de**

Lachclub Oldenburg
c/o Erika Kunkel
Bogenweg 34, 26209 Sandkrug
Tel. 0 44 81-9 81 65

Lachclub Osnabrück
c/o Birgit Willmann
Im Diekfeld 9, 49199 Belm
Tel. 0 54 06-33 49,
Fax 0 54 06-77 48
E-Mail **lachclub-osnabrueck@freenet.de**
Homepage http://people.freenet.de/lachclub-osnabrueck

Lachclub Regensburg
c/o Manfred Leitner
Rote Löwenstraße 8, 93047 Regensburg
Tel. 09 41-5 84 14 63, Fax 09 41-446 47

Lachclub Rendsburg
Hans-Jürgen Ehmke
Kamp 7, D-24782 Rickert
Tel.: 0 43 31-3 26 73

Lachclub Saarland
c/o Manfred Lambert
Stählbachstr.16, 66606 Niederlinxweiler,
Tel. 0 68 51-83 95 83

Lachclub Sandhausen
Rainer Göhrig
Mozartstraße 10, D-69207 Sandhausen

Lachclub Schildau
c/o Brigitte Tepper
Pfarrstraße 11, 04886 Arzberg
Tel. 03 42 22-4 05 92
E-Mail **BrigitteTepper@aol.com** und **lachclubsacksen1@aol.com**

Lachclub Schriesheim
Florentina Ionescu
Zentgrafenstraße 7, D-69198 Schriesheim
Tel.: 0 62 03-69 22 58
Fax: 0 62 03-69 22 57

Lachclub Schwäbisch-Hall
c/o Gisela Khodamoradi
Egerländer Weg 45, 74523 Schwäbisch-Hall
Tel. 07 91-9 59 77 06

Lachclub Stuttgart
c/o Heide Kestin
Felsenstr.60, 70794 Filderstadt
Tel. 07 11-70 41 99
E-Mail **hei.kestin@aol.com**
c/o Hans-Martin Bauer
Knollstr. 10, 70191 Stuttgart
Tel. 07 11-2 57 12 58

Lachclub Trier
c/o Jutta Bretz
Auf der Kenner Ley 4, 54344 Kenn
Tel. 06502-995378
c/o Gauri Shankar Gupta
Küferweg 17, 54329 Konz
Tel. 0 65 01-48 27, Fax 0 65 01-94 74 28
E-Mail **s.gupta@t-online.de**

Lachclub Strassburg
c/o Ute Lorenz
Herrenstr. 27, 77866 Rheinau-Diersheim
Tel. 0 78 44-4 76 40
E-Mail **Artrium@t-online.de**

Lachclub Weißenfels
c/o Sybille Lindeblatt
Erich Weinert Straße 54,
06667 Weißenfels
Tel. 0 34 43-80 30 39

Lachclub Wiesbaden
c/o Gudula Steiner-Junker
Wandersmannstraße 2B, 65205 Wiesbaden,
Tel./Fax 06 11-9 74 92 38
E-Mail **g.steiner-junker@web.de**
Homepage **www.yogalachen.de**

Aussenstelle Lachclub Wiesbaden in Spanien
Torrox, Costa del Sol,
c/o Renate Krohn,
Mobil 00 34-6 67 84 41 70,
Tel. 00 34-9 52 53 14 04

Lachclub Wolfsburg
c/o Waltraud und Siegfried Blach
Mörser Weg 16, 38442 Wolfsburg,
Tel. 0 53 62-21 48, Fax 0 53 62-94 76 31
E-Mail: **siegfried.blach@wolfsburg.de**

Die Lachclubs in Deutschland finden Sie im Internet unter www.lachbewegung.de

Schweiz

Lachclub Basel
Christoph Glaser, Claudio Paulin
Hangstraße 3, 4144 Arlesheim
Tel.: 00 41-61-7 02 02 31

Österreich

Josef Wagner
Herzoggasse 4, A-2340 Moedling
Mobile: 00 43-6 99-1-3 57 77 77
E-Mail: josef.wagner@kabsi.at

Dänemark

Jan Thygesen Poulsen
Voldmestergade 29
DK-2100 Kopenhagen
Tel.: 00 45-35-38 45 42
E-Mail: jan-thygesen-poulsen@
mail.tele.dk

Norwegen

Franciska Munck
Sonnaveien 102, 1476 Rasta
Tel.: 00 47-67-91 90 33 + 67-91 92 82
Mobile: 00 47-9-2 09 94 55
E-Mail: <francisk@online.no>

Italien

Roberta Fidora
Via A. Moro 12, San Donato Milanese
20097 Milano
Tel.: 00 39-02-55 60 22 97
Mobile: 00 39-3 35-6 85 27 05
E-Mail: rfidora@yahoo.it

Schweden

Maud Skoog Brandin
International Laughter Club Sweden
(Kalmar)
Arkitektgatan 7, S - 39236 Kalmar
E-Mail: Maud.Skoog_Brandin@mc.hik.se

Großbritannien

Dr. Bernard D. Stein
Laughter Club of Manchester
12, Ravenway,
Pretwich, M250EU, Manchester
Tel.: 00 44-16 17-95 28 98,
00 44-16 17-20 20 88
E-Mail: dovstein@aol.com

Spanien

Geoffrey John Molloy
Barrio de Barcena 106
39408 Cantabria Espana
Office Tel.: 00 34-9 42-83 27 16
Home Tel.: 00 34-9 42-83 00 20
Fax: 00 34-9 42-83 25 84
Mobile: 00 34-630-02-21-94
E-Mail: sivimoll@arrakis.es

Nordamerika

Steve Wilson
(President American Chapters)
1159, South Creekway Court
Gahanna, Ohio 43230-1977
Tel.: 001-6 14-8 55-48 83
Fax: 001-6 14-8 55-48 89
stevespeaks@mindspring.com

Das H**A** und H**O** des Lachens

L**A**chen ist das Salz in der Suppe des
L**E**bens, in der die
L**I**ebe lacht von Herzen
        und wir vergessen die Schmerzen.
L**O**b und Dank sei Madan Kataria.
L**U**stig lachen wir weiter …… HO HO HA HA HA
        in den Weiten der Welt,
        gelöst und gelassen,
        mit Mut und Freude in der heiteren Seele.

für Madan Kataria

In Liebe und Lachen
Gudula Steiner-Junker

Weitere Bücher aus dem Verlag Via Nova:

HOLOS
die Welt der neuen Wissenschaften

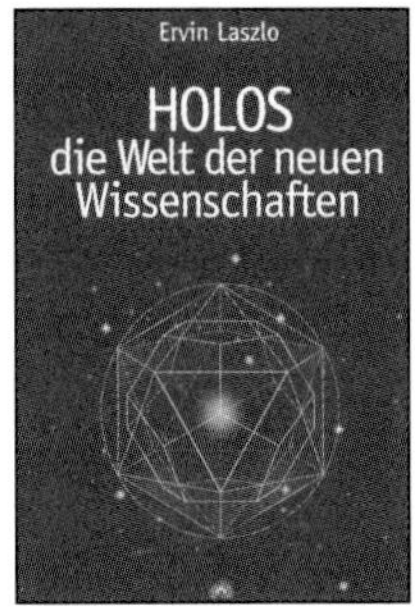

Ervin Laslo

208 Seiten, Hardcover – ISBN 3-928632-94-9

Nach Auffassung von Professor Laszlo ist die reale Welt nicht mechanistisch und fragmentiert, sondern eine in sich verwobene, essentiell holistische, das heißt ganzheitliche Welt. Der Kosmos ist lebendig, und die Menschen sind keine isolierten Einzelwesen, sondern durch das Psi-Feld miteinander verbundene Elemente im Netzwerk des Lebens, die mit den Rhythmen und Energien des Universums schwingen. Der Autor gibt sich jedoch nicht damit zufrieden, das Psi-Feld zu erforschen, welches seine Spuren überall in der physikalischen Welt und im Kosmos hinterläßt, sondern er geht darüber hinaus und versucht, auf der Basis dieser neuen wissenschaftlichen Erkenntnisse neue und bedeutsame Antworten auf die immerwährenden Fragen nach dem Ursprung und der Bestimmung des Universums, nach den Entwicklungsmöglichkeiten des menschlichen Bewußtseins, nach einem Weiterleben nach dem Tod des Körpers und nach einem kosmischen und vielleicht sogar göttlichen Bewußtsein zu finden.

Suche nach dem Sinn des Lebens

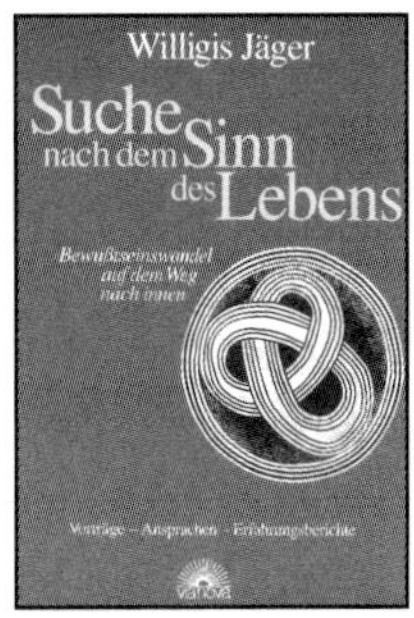

Willigis Jäger

272 S., Paperback., **5. Aufl.**, Award-Preis in den USA, ISBN 3-928632-03-5

Alle wichtigen Themen des spirituellen Lebens werden von dem Zenmeister Pater Willigis Jäger in diesem Buch grundlegend behandelt und in Bezug gesetzt zur christlichen Mystik, aber auch zu den großen Traditionen der esoterischen Wege anderer Religionen, zu den Ergebnissen moderner Naturwissenschaft und zu den Erkenntnissen der transpersonalen Psychologie. Die psychologischen Aspekte des inneren Weges, seine Tiefenstrukturen und Stadien, der Umgang mit den Gefühlen und die Verwandlung des Schattens werden eingehend beschrieben. In diesem Buch geht es um den inneren Weg der christlichen Religion, um einen Bewußtseinswandel in der Gleichgestaltung mit Christus, um eine neue – von innen geprägte – Ethik, die Verantwortung für die Mitwelt übernimmt. Das Buch befreit zu einem sinnerfüllten Leben; motiviert, den inneren Weg zu gehen, provoziert zu einem neuen Denken und Handeln und tröstet in dunklen Stunden.

Gesundheit aufbauen

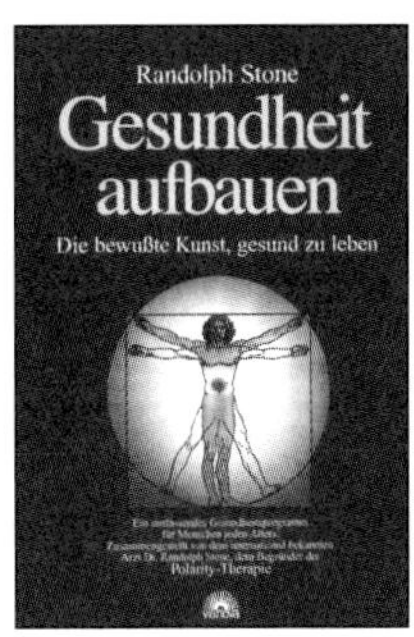

Die bewußtc Kunst, gesund zu leben

Dr. Randolph Stone

232 Seiten, Paperback, 26 Graphiken, 20 Fotos
ISBN 3-928632-97-3

Dieses Buch verbindet theoretische Aspekte der Polarity-Therapie mit praktischer Anwendung. Es ist deshalb einerseits als Einführung für Menschen interessant, die sich für Energiemedizin interessieren, andererseits eine wertvolle Ergänzung für all jene, die sich mit der Polarity-Therapie behandeln lassen und die die Behandlungen durch Selbsthilfemethoden unterstützen wollen, um schließlich gar keinen Therapeuten mehr zu brauchen. In dem Werk, das Dr. Stone geschaffen hat, übergibt er den Schlüssel zu den inneren Räumen von Frieden, Kraft, Respekt und Versöhnung, die er selbst geschaut hat. Die Tore sind Ordnung der Energiefelder im Körper, neue Einstellungen, Ernährung, Körperübungen, Polarity-Yoga. Es ist vor allem die geistige Ebene, auf der Stone so tief berührt und eine heilende innere Bewegung in Gang setzt. Es ist dieser Ort, an dem jeder den Zugang zu seiner Selbstheilungskraft findet, dort geschieht, daß „das Geschenk des Lebens" vom Wort zum Erlebnis, zum gefühlten, geschmeckten, erfahrenen Inhalt wird.

Finde deine Ganzheit wieder

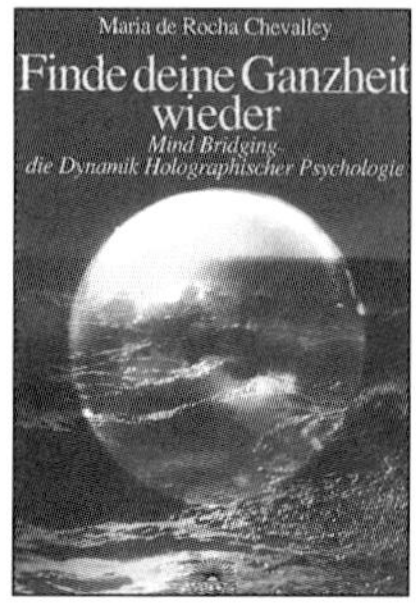

Mind Bridging – die Dynamik Holographischer Psychologie

Maria de Rocha Chevalley

416 Seiten, gebunden – ISBN 3-928632-58-2

Dieses Buch beschreibt ein völlig neues Konzept. Es vermittelt, wie man kreativ Brücken des Bewußtseins zwischen unseren physischen und transzendenten Dimensionen schlagen kann.
Genau wie im Fall der zerbrochenen holographischen Platte ist auch unser ***Geist-Körper*** durch den ***Psycho-Virus*** fragmentiert worden. Er ist die kollektive Illusion, wir seien von der Ganzheit getrennt. Diese Fragmentierung spiegelt sich in unseren täglichen Schwierigkeiten und Problemen wider. Sie werden gelöst, wenn wir unsere Ganzheit wiedererlangen, wenn wir den kreativen Umgang mit unseren ***Geist-Hologrammen,*** unseren Brücken des Bewußtseins, wiedererlernen. Dieses kreative Selbstmanagement stellt die Verbindung zu Spontaneität, Mut und Lebensfreude wieder her. So entsteht wahrer Frieden in unserem Geist!
Die Autorin erklärt auf verständliche Art und Weise, was ***Holographische Psychologie*** und das Mind Bridging®-Modell bedeuten und verstärkt deren praktische Anwendung durch zahlreiche Übungen. Das Buch ist erfüllt von Weisheit und spiritueller Kraft. Es führt Sie zur Ganzheit und wird Ihr Leben verbessern.

Die Vision vom göttlichen Menschen

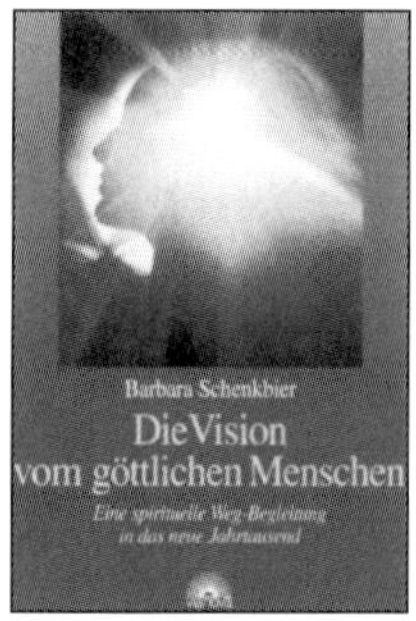

Eine spirituelle Weg-Begleitung in das neue Jahrtausend

Barbara Schenkbier

Paperback, 424 Seiten, 21 ganzseitige Bilder – ISBN 3-928632-68-X

Prachtband: 424 Seiten, geb., Einband Kunstleder mit Goldaufdruck, 21 ganzseitige Bilder, Zweifarbendruck – ISBN 3-928632-18-3

Das Buch ist ein umfassendes Standardwerk, das den Durchbruch einer neuen Evolutionsstufe im menschlichen Bewußtsein des Menschen vorbereiten hilft. Aufbauend auf wissenschaftlichen Erkenntnissen und der mystischen Tradition aller Religionen führt es zu einem tieferen Wissen über das menschliche Bewußtsein, um dann den Weg zum göttlichen Menschen zu beleuchten. Alle wichtigen Schritte werden beschrieben, wesentliche Übungen aus einer neuen Sicht heraus dargestellt und die Transformationsstufe zu einem neuen Bewußtsein geschildert. Beim Lesen und Anwenden der beschriebenen Wahrheiten eröffnet sich dem Leser eine neue Sicht über den Sinn des Lebens. Alle, die den geistigen Weg beschreiten, werden ihn besser verstehen, ihn bewußter, mutiger und konsequenter weitergehen.
Das Buch ist aus der eigenen, spirituellen Erfahrung der Autorin heraus geschrieben und eröffnet den Blick in eine Zukunft, die die evolutionäre Schöpferkraft selbst schaffen wird.

Selbsterkenntnis und Heilung

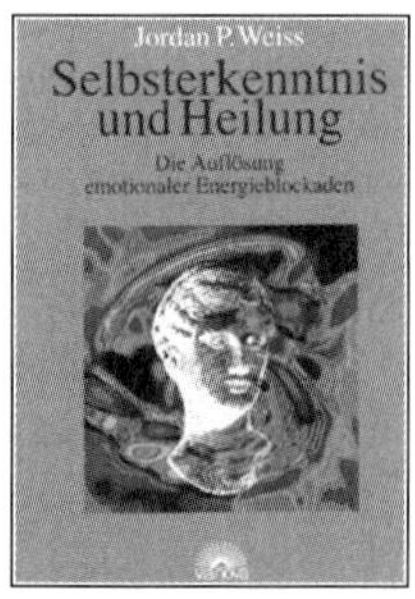

Die Auflösung der emotionalen Energieblockaden

Jordan P. Weiss

232 Seiten, gebunden, 21 Zeichnungen – ISBN 3-928632-28-0

Die in diesem Buch dargestellte Methode „Psychoenergetics“ wurde von Dr. Jordan Weiss entwickelt, einem Spezialisten auf den Gebieten Streßbewältigung, Verhaltensmedizin, Personaler Transformation und chronischer Erkrankungen. Diese Methode schafft Zugang zu dem unbewußten Selbst und läßt Sie verborgene, falsche Denk- und Verhaltensmuster entdecken und auflösen, die Sie daran hindern, alle positiven Möglichkeiten des Lebens auszuschöpfen und ein glückliches Dasein zu führen.
Mit den Methoden der „Psychoenergetics“ können Sie lernen:
Ärger, Angst und Unsicherheit freizusetzen; Blockaden zu entdecken, die Sie am Erreichen Ihrer Ziele hindern; Selbstsabotage zu eliminieren; sich von Schmerzen zu befreien; Schmerzen bei Menschen zu lindern, die Sie lieben; Liebe und Glück zu empfangen und negative Energien aufzulösen.

Sieben Schritte zu deinem Idealgewicht

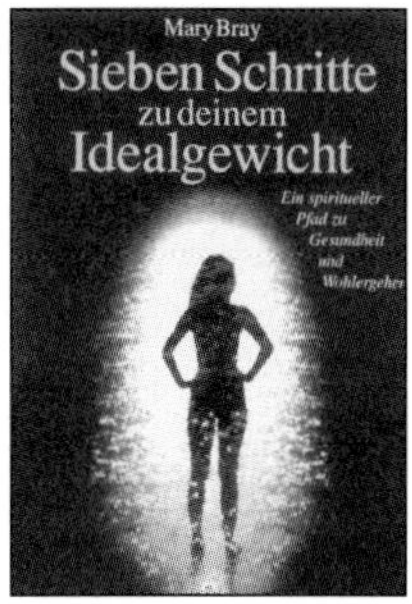

Ein spiritueller Pfad zu Gesundheit und Wohlergehen

Mary Bray

144 Seiten, gebunden – ISBN 3-928632-67-1

„Was wir essen ist nur ein Teil des Lernvorganges, der in diesem Buch angeboten wird. Dieses Buch ist nicht fanatisch. Es ist flexibel. Sein Thema sind weder Lebensmittel noch das Essen. Es sind nicht nur unsere schlechten Eßgewohnheiten, die uns übergewichtig sein ließen. Es sind vor allem unsere falschen Gedanken über uns selbst und andere, die uns das Leben schwer gemacht haben. Wenn wir uns mit der Vergangenheit aussöhnen und unsere falschen Gedanken und unseren Groll loslassen, uns und anderen nicht mehr die Schuld geben, lassen wir auch unser Fett los. Jeder, der bereit ist, seine „alt eingesessenen“ Lebensmuster aufzugeben, kann sein Idealgewicht erreichen. In Form von mentalen Übungen werden in diesem Buch grundlegende Einsichten und Anleitungen gegeben, wie man den Geist trainiert, um Gewicht abzubauen. Der Körper beginnt zu reagieren und fängt an, sich zu wandeln. Gleichzeitig mit dem körperlichen Wandel vollzieht sich eine Verbesserung der persönlichen Gefühlsebene, die zu Gesundheit und Wohlergehen führt.

Die innere Sphäre des Menschen

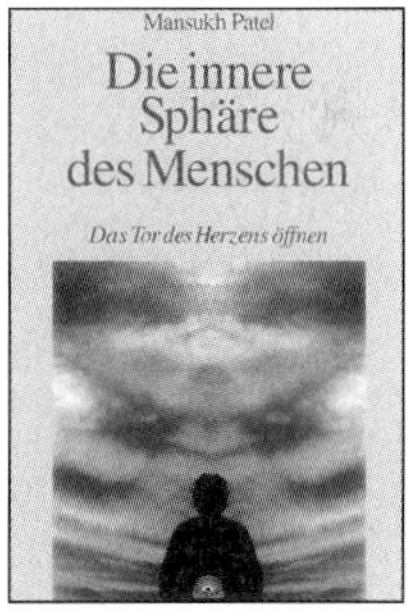

Das Tor des Herzens öffnen

Mansukh Patel

192 Seiten, Paperback – ISBN 3-928632-72-8

Dr. Patel hat die seltene Gabe, die etwas rätselhaften und schwer faßbaren Facetten unseres Lebens zu ergründen. Es scheint, als ob er in der Lage wäre, tief in unseren Geist einzutauchen, unsere profunden Bedürfnisse zu verstehen und eine fertige und anwendbare Lösung für unsere unausgesprochenen Fragen zu haben.

Jeder hat irgendwann in seinem Leben nach einer Lösung auf die Verwirrung und die Konflikte, die einen manchmal überkommen, gesucht. Jeder von uns hat zu verstehen versucht, warum unsere Beziehungen nicht immer auf die erhoffte Weise funktionieren und manchmal haben wir unsere Hände ausgestreckt, nur um festzustellen, daß unsere Träume unerreichbar sind.

„Die innere Sphäre des Menschen“ zeigt auf einfache und klare Weise, wie Dr. Patel vorgeht, um Glück und Erfolg zu erlangen. Seine Techniken beruhen auf jahrelanger Forschung und persönlicher Erfahrung. Sie sind praktisch anwendbar, sicher und äußerst effektiv.

Wenn es verletzt, ist es keine Liebe

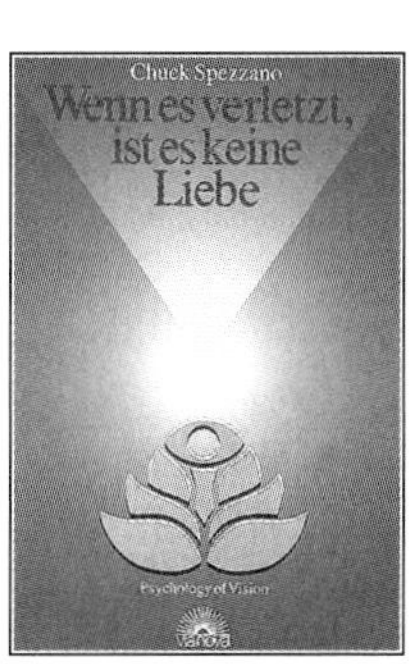

Chuck Spezzano

7. Auflage

416 Seiten, gebunden – ISBN 3-928632-20-5

Dieses Buch verändert Ihr Leben. Ein Wissender zeigt den Weg, wie Sie ein Leben führen können, das erfüllt ist von Liebe und Verstehen, von Freude und Glück. Sie erfahren in 366 Kapiteln wichtige Lebensgrundsätze, die Ihre zwischenmenschlichen Beziehungen auf eine höhere Ebene heben.

Die Weisheit der Liebe, die der Verfasser in jahrzehntelanger Forschungsarbeit als Psychotherapeut, als weltweit bekannter Seminarleiter, als visionärer Lebenslehrer entdeckt und in klare Weisungen umgesetzt hat, verwandelt Sie und berührt Ihr wahres Wesen, das Liebe ist.

Durch die angebotenen Übungen, die das theoretisch Erkannte auch in den praktischen Alltag umsetzen, wird das Buch zu einem Wegbegleiter und Ratgeber in bedrängenden Beziehungsnöten. Wenn Sie Schritt für Schritt in die wichtigsten Grundprinzipien der Liebe eingeführt werden, reifen Sie in Ihrer Selbsterkenntnis, können Ihre Beziehungen in Partnerschaft und Freundschaft neu ordnen, vertiefen und intensivieren. Sie können die Ursachen für Ihre Schwierigkeiten in der Liebe erkennen, Blockaden auflösen und seelische Wunden heilen lassen.

Denke dich gesund

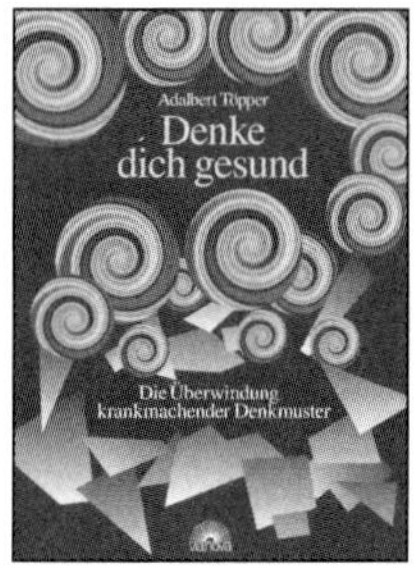

Die Überwindung krankmachender Denkmuster

Adalbert Töpper

128 Seiten, gebunden – ISBN 3-928632-36-1

Die Grundeinsichten und Weisungen in diesem Buch gehen auf die Heilungsprinzipien des großen Heilers Frederick Bailes zurück. Bei seinen Heilungen brauchte er nur die kranken Menschen zu einer freien Entscheidung zu führen, die kranken Denkstrukturen loszulassen und das Bewußtsein für das Wirken der göttlichen Heilkraft zu öffnen. Bailes erlebte, wie die konstruktive Nutzung des kreativen, kosmischen, göttlichen Gesetzes nicht nur Krankheiten heilte, sondern zerrüttete Familien wieder vereinigte, schwer erziehbare Kinder besänftigte und Süchtige von ihren Leiden befreite. In *„Denke dich gesund"* vertieft der Verfasser den geistigen Mechanismus von Bailes unvergleichlicher Heilweise. Er macht bewußt, daß eine intensive Kooperation mit dem Göttlichen angesichts der zunehmenden Krankheitsproblematik und der sich anhäufenden Schwierigkeiten in Staat und Gesellschaft dringend notwendig ist. Das Buch schafft einen Einblick in den geistigen Mechanismus, der durch die Vorherrschaft destruktiver Gedankenmuster in Gang gesetzt wird und schließlich zu Krankheiten führt. Es vermittelt die Erkenntnis, daß Gott als die unendliche Liebe und Intelligenz in unserem Bewußtsein denkend tätig werden und dabei perfekte Gedanken in sichtbare Realität umsetzen kann.

Bewußtseinserweiterung, Gesundheit, Lebensfreude

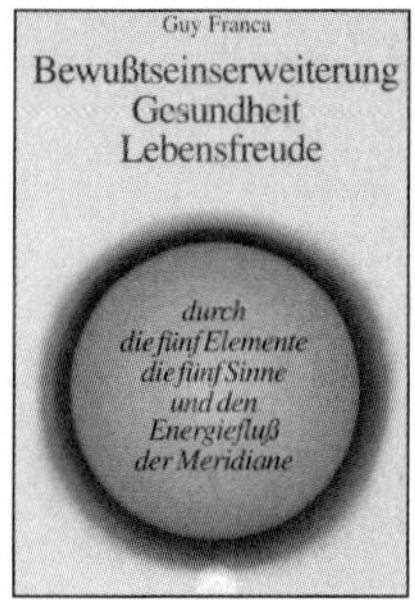

durch die 5 Elemente, durch die 5 Sinne und den Energiefluß der Meridiane

Guy Franca

108 Seiten, 18 Graphiken, Paperback– ISBN 3-928632-78-7

Der Autor geht davon aus, daß das eigentliche Wohlergehen des Menschen darauf beruht, inwieweit er in der Lage ist, sein eigentlichen „Ich", sein wahres Wesen auszudrücken und auszuleben. Schon von Kindesbeinen an werden seine fünf Sinne manipuliert, wenn auch unbewußt. Das bedeutet, daß diese „gefilterten" Informationen an die Organe weitergeleitet werden und sich in den Körperzellen niederlassen. Das führt zu dem sog. „Erinnerungsvermögen" der Organe und erklärt, warum es so schwer ist, trotz Verständnis und großer Intelligenz, sich von bestimmten emotionalen Reaktionen (wie z.B. Angst, Wut, etc.) zu befreien. Das Verstehen alleine genügt nicht, der Körper braucht neue Informationen. Diese Bewußtseinserweiterung ist kein intellektueller Prozeß, sondern eine wirkliche körperliche Erfahrung; durch das Öffnen der Meridiane auf dem spirituellen Weg wird der Energiefluß wieder angeregt und das psychische Gleichgewicht wieder hergestellt. Der Weg dahin wird in diesem Buch beschrieben.

Transpersonale Psychologie und Psychotherapie

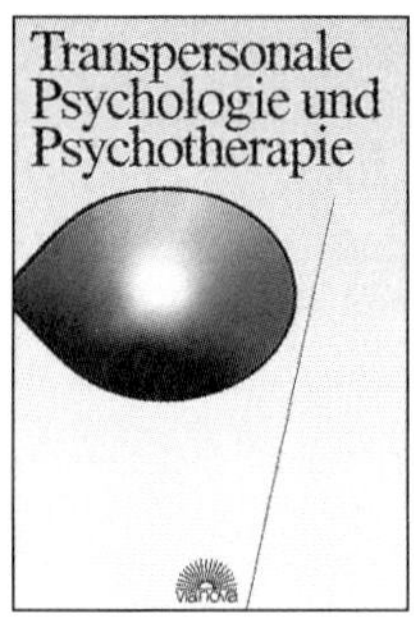

104 Seiten, Paperback, zwei Ausgaben: Frühjahr und Herbst

ISSN 0949-3174

Transpersonale Psychologie und Psychotherapie ist eine unabhängige Zeitschrift. Sie verbindet das Wissen spiritueller Wege und der Philosophia perennis mit moderner Psychologie und Psychotherapie, leistet Beiträge zur wissenschaftlichen Fundierung des Transpersonalen.

Transpersonale Psychologie und Psychotherapie ist eine Zeitschrift, die sich an Fachleute und Laien wendet mit einem Interesse an transpersonalen Themen. Aus einem schulen-, kultur- und religionsübergreifenden Verständnis heraus bietet sie ein Forum der Verbindung von Psychologie und Psychotherapie und deren theoretischen Grundlagen mit spirituellen und transpersonalen Phänomenen, Erfahrungen und Wegen, Welt- und Menschenbildern. Sie dient dem Dialog der verschiedenen Richtungen, fördert integrative Bemühungen und leistet Beiträge zur Forschung und Theoriebildung. Sie bietet Überblick, Orientierung und ein Diskussionsforum auf wissenschaftlichem Niveau.